知的生きかた文庫

「水と塩」でできる究極の免疫セルフケア

松本恒平　著
清水智之　監修

三笠書房

◯はじめに

不調が消える！　免疫力が上がる！「最高の自分」になる！

２０１９年から始まった新型コロナウイルス感染症（COVID-19）の世界的な大流行によって、私たちの暮らしは一変しました。

現在はＷＨＯが緊急事態の終了を宣言。日本でも５類感染症というインフルエンザと同等の扱いとなり、報告される感染者数が激減するなど、長く続いたパンデミックは収束し、これまでの日常が戻ってきています。しかしながら、インフルエンザや風邪、今後いつ猛威を振るうかもしれない新種のウイルスなどに対しても、**体の「免疫力」を高めておくことが極めて重要**だという事実は、多くの方が感じておられるのではないでしょうか。

「免疫」とは一般的に、さまざまな「免疫細胞」の働きを指します。

しかし、より大きな視点で見ると、免疫とは神経を中心として、脳や腸、体液のバランスなどによって成り立っているシステム（免疫系）なのです。

これは私の持論ですが、突き詰めると**「免疫とは神経である」**と言えるでしょう。

いったいなぜそう考えるようになったのかというと、今まで向き合ってきた患者さんたちの事例が、そう教えてくれているように感じるからです。

私は今まで、治療家として17年間で7万人もの患者さんたちに向き合ってきました。その結果、神経伝達がうまくいくことが、どれほど大事なことであるか、目の当たりにしてきました。また、「免疫が落ちている時期が長引くと、風邪をはじめとした感染症にかかりやすくなる」という事実も痛感しました。そのような状態を、私は**「免疫負債」**と呼んでいます。そのような今までに得たすべての知見を、本書では余すことなくお伝えします。

本書は、今後私たちを取り巻く状況がどのように変化しても、健やかに生き抜くために、**免疫を上げ、「免疫負債」を解消するメソッドを伝授する書**です。

同時に、ビジネスパーソンなど「結果を出したい人」に向けての具体的なノウハウも詰め込みました。なぜなら、私の患者さんの中には、各界の第一線で活躍している〝超一流の人たち〟も多くいるからです。

彼らが、身をもって私に教えてくれたこと。それは「超一流の人ほどセルフケアの面でも優れている」という事実です。

「結果を出し続けている人」「活躍中の人」「成功した人」と聞くと「才能やセンス、体力などに、もともと恵まれていたのだろう」と思われるかもしれません。

けれども、**生まれつきの〝条件〟以上に、「セルフケアの技術が超一流」だからこそ、ベストパフォーマンスを維持できている**のです。

たとえば、プロボクサーのデカナルド闘凜《トウーリオ》生選手、古谷昭男《ふるたにあきお》選手。宝塚歌劇団出身の人気タレントさん。そして、売れっ子お笑い芸人の銀シャリさん、ジャルジャルさん、ホームレス芸人の小谷真理さん……。

特に私は、数多くの芸人さんやタレントさんを診たり、アドバイスをしたりすることを続けてきました（その理由についても、本書で追ってお話ししていきます）。

各地を飛びまわり、撮影や収録など「人前に立つ仕事」もこなし、分刻みのスケジュールで行動するような彼らが、「免疫負債」を出すこともせず、いったいなぜ「常にハイパフォーマー」でいられるのでしょうか？

その答えは、極めてシンプル。超一流の人たちの体は、**エナジー（Energy）が、細胞レベルから潤い、神経伝達がスムーズに行われている。理想的な状態でフロー（Flow）している**からです。わかりやすく言うと、だから、全身の機能や能力が常に高く、体を思い通りに操ったり、強いメンタルを保ったりできているのです。睡眠時間が、たとえ極限まで少ないとしても、です。

そのおおもとには**「脳脊髄液《のうせきずいえき》が豊富で、なおかつ体内をうまく巡っているから」**という秘密がひそんでいます。これはあまり指摘されてはいませんが、揺るぎのない事実です。

「脳脊髄液」とは血液、リンパ液とならんで、「第3の体液」と称される体液のことです。その名の通り「脳」（大脳・小脳）と、脊柱にある「脊髄」の周りを保護しながら、循環している液体のことです。「髄液」（Cerebrospinal Fluid／CSF）、「脳《のう》漿《しょう》」などと言い換えると、ご存じの方も多いかもしれません。

本書では、この脳脊髄液（脳漿）がうまく流れている状態を**「エナジーフロー」（Energy Flow）**と呼ぶことにします。なぜなら脳脊髄液の理想的な循環こそが、心身のコンディションを整えてくれるものだからです。

脳脊髄液は、脳と脊髄を守り、神経伝達を行い、栄養を運搬し、老廃物までスムーズに排出してくれます。

したがって、**脳脊髄液が万一足りなくなると、脳をはじめ体の機能や能力が一気に低下したり、精神面にも悪影響が及んだり、さまざまな症状が現れる**ことになります。反対に、脳脊髄液が質量ともに十分だと、心身が健やかで、若くいられるというわけです。

では、いったいどうすれば脳脊髄液を常に潤沢に保っておけるのでしょうか？

本書では、脳脊髄液を増やし、維持するメソッドについてもお話ししていきます。

お金や手間をかけず、誰でも手軽に実践できる方法なので、ご安心ください。

古くから「脳脊髄液は体の薬箱」と言い伝えられてきました。なぜなら**脳脊髄液は、セロトニンやエンドルフィン、ドーパミンなど、鎮静効果を期待できる物質をつくりだすこともできる**からです。

「薬を飲む」「手術をする」などといった医療の手段に頼るのではなく、自分の体内で〝万能薬〟をつくりだし、苦痛とは無縁のベストパフォーマンスな状態に導くことができる。神経レベルから心身を調節できる。そんなイメージです。

よく考えてみると、ほとんどの病気に「神経」は関係しているものです。その神経にダイレクトに働きかけることができるのが、この脳脊髄液。ですから、適応症状を挙げ始めると枚挙にいとまがありません。ほんの一部を挙げてみましょう。

・肩コリ、五十肩
・腰痛

脳脊髄液が流れる仕組み

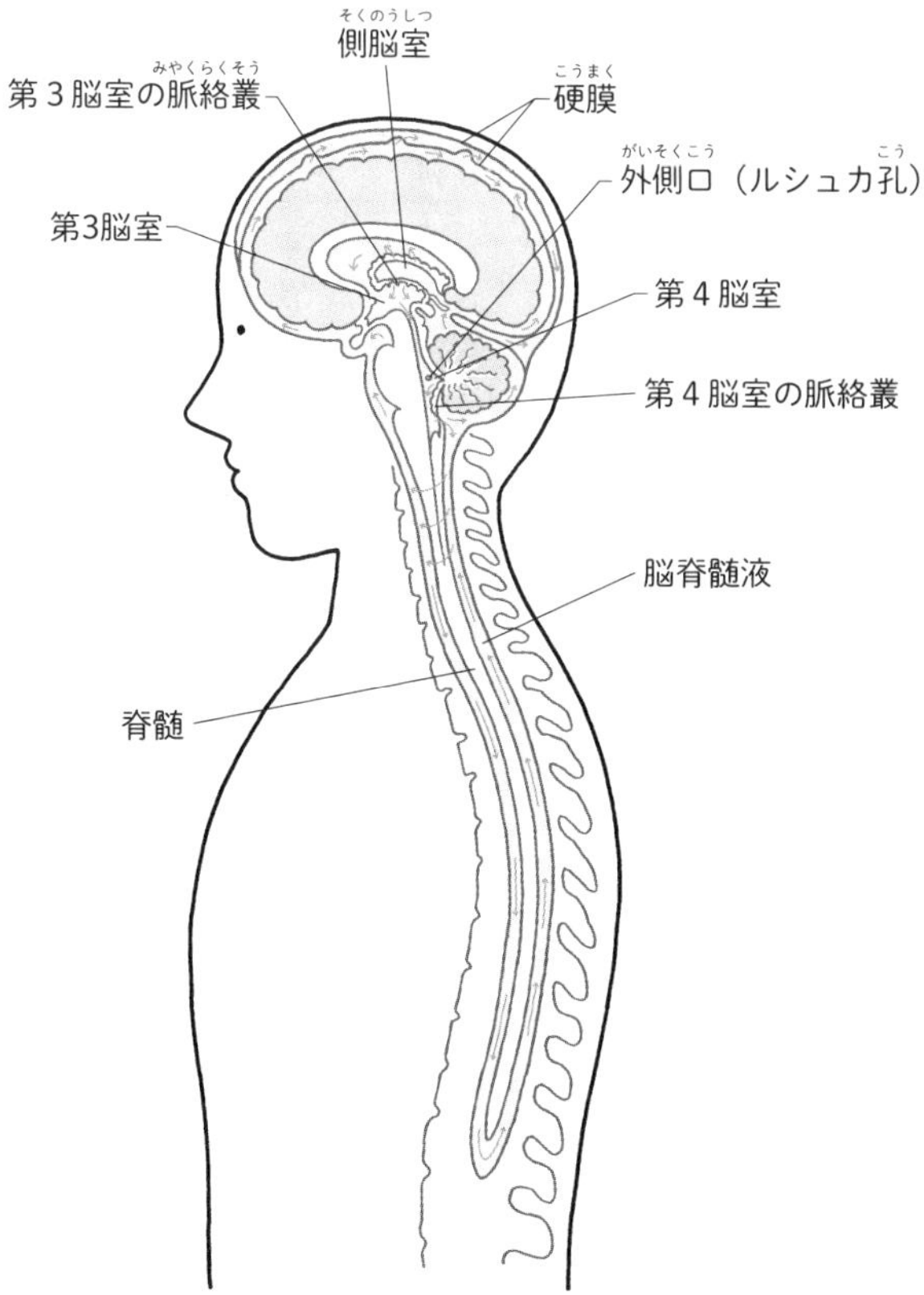

・骨盤のゆがみ
・関節炎（ひざ痛など）
・首の痛み
・頭痛
・足の痛み、しびれ（「足がつる」など）
・顔のゆがみ
・眼精疲労、視力低下
・発声障害
・めまい
・吐き気
・耳鳴り
・高血圧
・糖尿病
・うつ病

・不眠
・感染症（風邪、インフルエンザなどのウイルス性の病気など）
・認知症

脳脊髄液を増やすには、良質な「水」と「自然塩」をセットでとることです。なぜなら、脳脊髄液の原料は「血漿《けっしょう》」だから。そして、血漿とは「水」と「塩」からつくられるものだからです。

つまり、水と塩さえうまく補えれば、エナジーフローを増やし、体を理想の状態へと導けることになります（もちろん、そこにはちょっとしたコツが必要です）。

ここで誤解のないよう、はっきり定義をしておきましょう。

「水」とは、「水分」ではありません。 お茶やコーヒー、紅茶、ジュースなどの「水分」ではなく、純粋な「水」（できればミネラルウォーター）であることが大事です。

カフェインが多く含まれていると、それを吸収することで体に負担がかかりやすくなります。また甘い水分をとると、糖分過多になりかねません。

「塩」とは、「塩分」ではありません。「精製塩」「食塩」と表示された塩分ではなく、「自然塩」「天然塩」を選んでください。

精製塩や食塩は人工的に精製されているため、ミネラル成分（ナトリウム、マグネシウム、カルシウム、カリウムなど）がほとんど入っておらず、塩化ナトリウムが9割以上を占めています。そのため、体内でのミネラルバランスが崩れたり、塩分過多となったりして、健康を害することになってしまいます。

このように、体に不可欠な水と塩を、ある濃度でミックスしたものを、本書では**「ミネラル水」**と呼びならわすことにします。

ミネラル水は、誰でもすぐつくることができます（つくり方は138ページでご紹介します）。キーとなるのは、その濃度。「血液中の塩分（0・9％）と同程度だと、水分が最も吸収されやすく、体内にとどまりやすい」とされています。適度な濃度のミネラル水をとることで、細胞の外の脱水（主に血液中の水分が少なくなること）や、細胞の中の脱水を防ぐことができるのです。

また「発生学」(Embryology)という学問では、**「脊髄の中に母なる海を隠した」**という詩的な表現がよく使われます。「陸地に上がるときに、海水に含まれたミネラル成分を、骨の中に取り込んだ」、つまり、それが脳脊髄液だというわけです。それほど**水と塩は、人体にとって必須のもの**なのです。

この「発生学」とは、受精卵から細胞や組織、臓器がつくられる過程を明らかにする学問のこと。古代ギリシアから既に、医聖ヒポクラテスやアリストテレスらによって研究されていた、歴史の長い学問のジャンルです。

私は整体、カイロプラクティック、オステオパシー(手技によって自然治癒力を導き、健康を回復する治療法)の資格を取得する過程で、この「発生学」に出会い、それについても学びを深めてきました。そして、治療に発生学の考え方を取り入れるうちに、水と塩の重要性に気付かされたのです。

「ミネラル水を飲む習慣」で脳脊髄液が増えれば、市販の痛み止め(鎮痛剤や湿布薬)や健康ドリンクなどと縁を切ることができます。そして常にハイパフォーマンスな心身で毎日を過ごしていけることでしょう。
もちろん、溜まってしまった「免疫負債」をいち早く返上し、誰もがより一層明るく健やかな日々を送れるようになるはずです。

松本恒平

✦もくじ

1章 超一流の人たちがしている「究極のセルフケア」

2章 心身のコンディションは、「脳脊髄液」で決まる！

〝脳脊髄液を増やすメソッド〟で、劇的に改善した患者さんの物語

3章　日本人は「水」と「塩」が圧倒的に足りない！

4章 実践しよう！ 究極の免疫セルフケア

5章 タイプ別 セルフケアの方法（症状編・職業編）

症状編

職業編

企画協力／西浦孝次・白木賀南子
（かぎろい出版マーケティング）
構成／山守麻衣
本文イラスト／中村知史
本文DTP／株式会社Sun Fuerza

本書でご紹介した方法は、これまでに一定の効果が認められたものですが、
その結果には個人差があります。
自己責任において、本書をご活用ください。
また現在治療や通院をされている方、持病をお持ちの方は、
主治医にご相談のうえ、お試しください。

1章

超一流の人たちがしている「究極のセルフケア」

超一流の人が、毎日続けている健康法

起業家や経営者、プロスポーツ選手、芸能人や著名人……。

第一線で活躍している人に共通する特徴。それは「ジム通い」をする時間もないほど、本業が忙しく、スケジュールに追われているという点でしょう。

皆さん、本業への思い入れが非常に強く「仕事に人生を懸けている」と言っても過言ではない。だから「自分の免疫を、どうすれば最大限にまで高められるか」「自分のコンディションを、どうすれば最高レベルに保てるか」を常に追求しているわけです。そしてピンとくる健康法があれば、忙しくても毎日続ける。具体的には、**「ミネラル水をとる」**。そんな彼らが、エナジーフローな状態を常に保てているのは、当たり前のことと言えます（ミネラル水のつくり方は138ページを参照）。

ただ、その姿勢に「ミネラル水を、毎日絶対にとらなくてはいけない！」という悲壮感や義務感はないようです。「パフォーマンスが上がることがわかっているから、ワクワク楽しみながらとる」、そんな形容がぴったりなのです。

脳科学的に見ても、このような**「快」の状態で物事に取り組むことが、良い結果を及ぼす**のは間違いありません。

「面白がりながらセルフケアをする」という姿勢を、ぜひ真似していきましょう。

「健康面については無頓着」という成功者に、私は出会ったことがありません。

もちろん、世の中には生まれつき体が丈夫な人も存在します。しかし忙しくなってくると、生活習慣はどうしても乱れてしまうもの。外食が増え、体を動かさなくなり、睡眠時間は減少……。誰もが、この「魔の三大悪習慣」に陥りがちです。この三大悪習慣は、40代を超えるとボディブローのようにじわじわと心身をむしばみ始めます。健康に無頓着でいると、あとで手ひどい倍返しにあうことに……。

まずは**「No Plan, No Energy Flow」**を肝に銘じてください。

プロスポーツ選手は、「セルフケア」の技術も超一流

私が指導しているプロスポーツ選手たちは皆、「ベースのセルフケア」としてミネラル水を飲んでいます。

その結果、脳脊髄液が潤沢につくられ、うまく循環し、エナジーフローが整っています。だから免疫が正常に保たれ、神経系が活性化し、運動神経（瞬発力・筋力・バランス感覚など、総合的な能力の総称）が磨かれ、空間認識能力、動体視力なども高いレベルで維持され、結果を出し続けることができているのです。

スポーツにおいては運動神経のほかに、空間認識能力も重要です。たとえば、バスケットボールのような球技でシュートを決めなければいけないとき。ボールを遠

くまで投げる筋力が十分にあっても、距離感がつかめないと得点にはつながりません。

「じゃあ、どうすれば空間認識能力を磨けるのか」というと、視力をつかさどる視神経など、やはり神経系が密接に関わってくることになります。

「神経なんて、自分で鍛えられないでしょう？」

そんな質問もよくいただきます。

けれども**神経を「鍛えること」、少なくとも「正常な状態に戻すこと」はミネラル水を飲めば可能**になります（補強策としてのエクササイズは、第4章でご紹介します）。

残念なことですが、どんなに健康な人でも、加齢や疲労によって神経の働きは鈍ることがあります。目盛りにたとえると、通常の基準値（ゼロ）から「マイナスのレベル」へと振り切ってしまうことがあるのです。

それは、エナジーフローが滞っている状態です。だから神経の働きを、通常の〝正常値〟にいったん戻す必要がある。そのうえでトレーニングをするからこそ、結果も出せるのです。

神経の働きが鈍っている状態（マイナスのレベル）から、突然トレーニングを始めても、大した効果は得られません。たとえ、百戦錬磨のプロスポーツ選手であってもです。つまり神経の働きが鈍っている状態（神経伝達がうまくいっていない状態）で、運動神経を鍛えたり技術を高めたりしようとしても、難しいのです。

そこで超一流のプロスポーツ選手たちは脳脊髄液に注目し、セルフケアによって神経系に自力でアプローチをしている、というわけです。

多忙な売れっ子芸人が、常に活躍し続けられる理由

私はかつて、お笑い芸人でした。とはいえなかなかブレークできず、当時は本業で舞台に立った後に、牛丼屋で深夜シフトのアルバイト。そんな無理が続くわけもなく、25歳のときに座骨神経痛ヘルニアを発症、突然車椅子生活になりました。

各地の病院やクリニックを渡り歩いた末、ようやく出会った「整体」で、体中の痛みやしびれを治すことができました。その後、治療家へと転向します。ですから芸能界を引退した今でも、かつての芸人仲間たちが、私の整体院をよく訪れてくれます。

芸人とは、カメラがいったん回り始めたら、どんなに寝不足でも、体調が悪くて

も、見ている方に〝笑顔〟を届けなくてはならない仕事です。体を張ることだって、しょっちゅうです。

テレビ番組のロケでは、結果的に体を痛めるような動きをとったり、ケガをしたりすることだって珍しくありません。収録後におつきあいで深夜の食事に誘われることも多い。売れっ子になるほどスケジュールは過密になり「睡眠時間は1週間でのべ10時間」というような〝笑えない〟生活を送ることになります。

とはいえお笑い芸人のウリは、元気と明るさ……。

いったいどうすれば、常に元気で明るくパワフルでいられるのでしょうか？

その答えは「ミネラル水」にあります。

彼らが私を頼ってくれたときには、ミネラル水の常飲をすすめています。**小さな「マイ塩」を持ち歩き、出先でペットボトル入りの水を買えばよい**のですから、どんなに多忙でも続けられます。

「十分に眠れない」「思い通りの時間に、健康的な食事ができない」「健康維持のための運動もできない」。そんな「ないないづくし」の彼らが、ミネラル水を評価し、その常飲を習慣化できているのは、ごく自然なことでしょう。

「忙しいときこそ、絶好調の自分でいる」

そんな気持ちで生き抜いている芸人たちの姿勢は、ビジネスパーソンの方にとっても、参考になるはず。「体が資本」とはよく言われますが、生まれ持った体格の良さや、体力や気力よりもむしろ、毎日のセルフメンテナンスが大きくものを言うようです。

究極のセルフケアとは「脳脊髄液」を保つこと

ここまで、成功者が実践するセルフケアについてお伝えしてきました。

彼らがエナジーフローを正常に保てている理由は、ズバリ**「脳脊髄液を潤沢にキープできているから」**です。

この事実については、驚かれる方も多いのではないでしょうか。なぜなら、巷《ちまた》で注目されている健康法とは、あまりに異なるアプローチのメソッドだからです。王道の健康法とは、「健康な食事をとる」「運動を習慣化する」「十分な睡眠時間をとる」etc……。あなたも、きっと一度は見聞きしたことがあるでしょう。でも、これらの教えを守り続けることができましたか？

特に、手持ちの時間が少ないビジネスパーソンにとっては、至難のワザであるはずです。「健康法が新たなストレッサー（ストレスの原因）となり挫折した」、そんな方だっているかもしれません。それでは本末転倒でしょう。だからこそ、手軽で簡単な「脳脊髄液を保つ健康法」を推奨したいのです。

実際に私の整体院では、ミネラル水の常飲をベースケアとしておすすめしています。ミネラル水を常飲している患者さんと、そうでない患者さんとでは、同じような症状でも治りの早さが異なります。また、同年代の患者さんでも、体の硬さが違います。

ミネラル水を潤沢にとっていると、肌はみずみずしく、体はフワフワ。
反対に、**ミネラル水をとっていないと、肌はシワシワ&ガサガサ、体はガチガチ。**
わかりやすいたとえを挙げてみましょう。高野豆腐を思い出してください。
ミネラル水の足りていない体は、カラカラに乾燥した高野豆腐。
ミネラル水で潤った体は、水で戻した状態のふっくらとした高野豆腐。
同一の食材でも、水の含有量によって、見た目も中身も変わるもの。やはり、加齢とともに体の水分量は減るので、水はしっかりとるべきなのです。そして、水との相乗効果でエナジーフローを整えてくれる「塩」もとる。これが大前提です。

全身の水分が不足していると、新たにつくられる脳脊髄液の量は減少します。すると神経伝達もうまくいきません。血流は悪化し、老廃物も滞り、免疫も低下してしまいます。だから究極のセルフケアとは、脳脊髄液を潤沢に保つことなのです。

免疫が上がり、病気が遠ざかる「体の薬箱」

「脳脊髄液は体の薬箱」という言葉があります。これは、「オステオパシー」の始祖であるアメリカ人、アンドリュー・テイラー・スティル博士の言葉です。

オステオパシーとは、スティル博士が幼少期の経験で得た「自然の法則」と、「筋・骨格系の異常を手技テクニックで健全に戻す技」を結びつけ、体系化した自然医学のこと。スティル博士は、キリスト教界や医療界から弾圧を受けた時期もありますが、患者さんたちには大評判。全米から「診てもらいたい」という人たちが押し寄せます。そして1892年、彼はオステオパシーの学校を創設します。

スティル博士は脳脊髄液のことを「人体で最もよく知られた要素」とも呼んでいます。つまり**今から100年以上も前から脳脊髄液は注目され、〝治療の要〟とし**

て重要視されていたのです。また彼は、幼少期の体験を著作に書き残しています。

「頭部をさすることで頭痛がとれた」

「ブランコに自分の後頭部をひっかけて寝て、頭痛がとれた」

これらの体験を「非科学的な話だ」「偶然だ」と思う人もいるかもしれません。

しかし科学的な視点で分析をしても、スティル博士の主張は正しいと言えるのです。


科学の進んだ現代では、**脳脊髄液がセロトニンやエンドルフィン、ドーパミンなどの鎮静を期待できる物質をつくりだせる**ことが明らかになっています。自分でつくりだしたそれらの物質は「モルヒネ投与よりも効く」、そう指摘する専門家もいるくらいです。また、ホルモンについても同様です。体のさまざまな働きを調整してくれるホルモンは内分泌腺（脳下垂体、甲状腺、すい臓、副腎など）でつくられます。

脳脊髄液の働きにより神経伝達がスムーズに行われると、脳と各内分泌腺とのやりとりがスムーズに行われ、ホルモンが正常に分泌されることになります。免疫も高まり、さまざまな不調や病気が遠ざかります。だから「脳脊髄液は薬箱」なのです。

脳のゴミをデトックスすれば、健康になる

「デトックス」（体内に溜まった有害な毒物を排出させること）が「引き算志向の健康法」としてブームとなり、その考え方は世の中に広く定着しました。

脳脊髄液を潤沢に保ち、エナジーフローを整えれば、デトックスはもちろん促進できます。水と塩の相乗効果で、体内の排出力が高まるからです。そして、その影響は脳内にまで及びます。

「脳内のデトックス」についてまで考えたことがある人は、まだまだ少ないのではないでしょうか。驚かれるかもしれませんが、健常な人が一般的な暮らしを送っているだけでも、**脳内にゴミ（老廃物）は出る**ものです。その理由は「脳神経細胞が傷んだり減ったりするから」と言われています。

脳が健やかなら、ゴミは毎日掃除できます。ただ、なんらかの不調で掃除が追いつかなかったり、できなくなったりすると、脳にゴミが溜まり、機能が損なわれるようになります。そのような流れこそ「アルツハイマー型の認知症の発症原因ではないか」と指摘する専門家もいます。一説によると**40代前後から「アミロイドβ」というゴミが神経細胞の外側に、その約10年後から「タウたんぱく質」というゴミが神経細胞の内側に蓄積する**とされています。

それだけではありません。日常生活から気付かぬうちに取り込まれた有害な重金属も、脳に溜まると言われています。たとえば食品に残留した水銀やカドミウム、歯の治療に使われるアマルガム、アルミ缶etc……。このような金属成分は、加齢とともに脳に蓄積され、神経障害をはじめ全身の疾患を引き起こす原因となりかねません。お子さんの場合は、脳の発達にもダメージが及びます。

「ではいったい、どうすれば？」

答えは簡単。ミネラル水を常飲することです。脳をデトックスして有害物質を減らすと、新陳代謝が高まり、免疫も一気にアップします。

脳のデトックスで免疫アップ

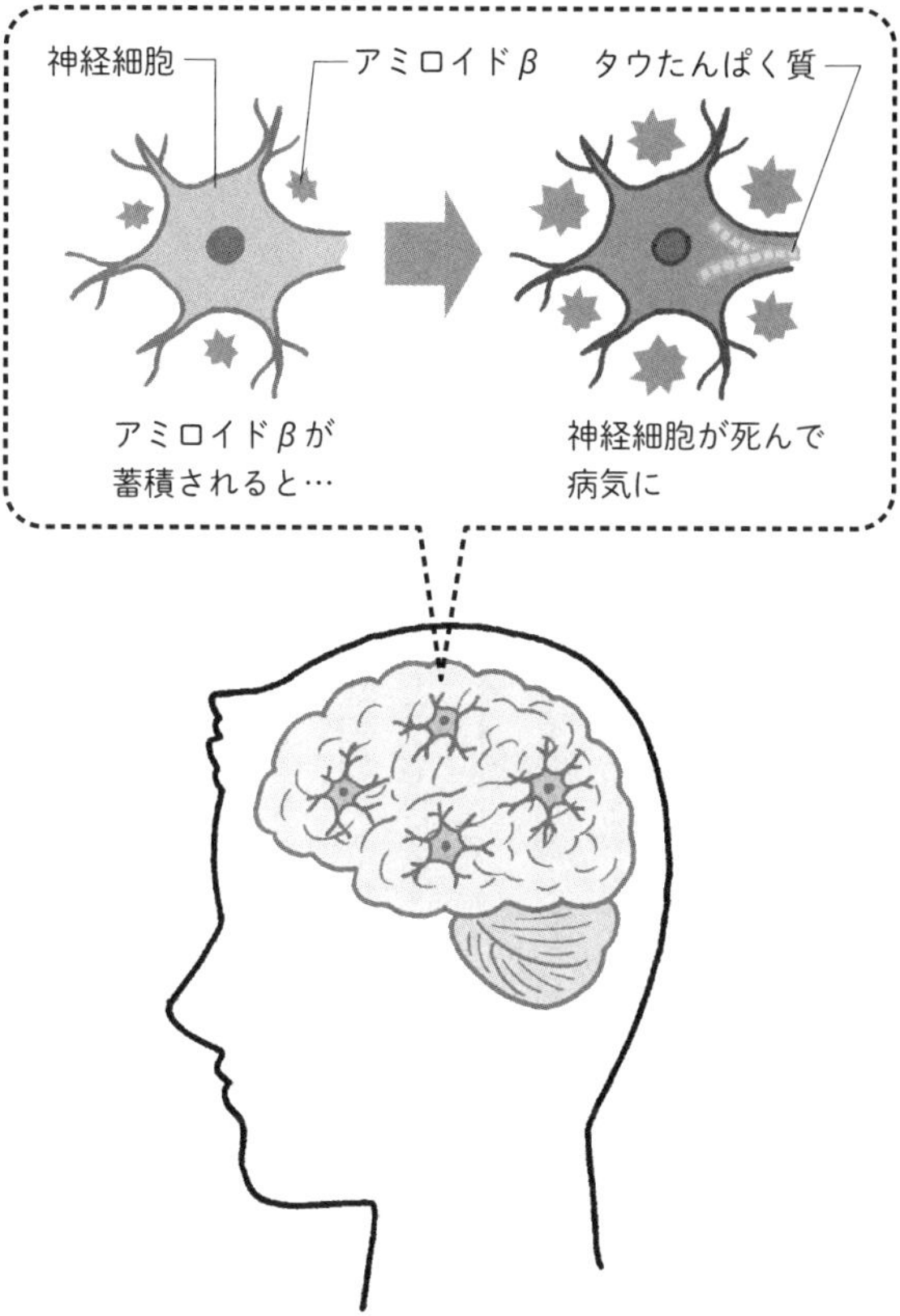

忙しくても、「睡眠の質」は上げられる

脳脊髄液が潤沢にあり、老廃物の〝掃除〟も行き届いた脳の場合、エナジーフローは整い、睡眠の質も高いレベルで保つことができます（免疫も自ずとアップします）。まず解消できるのが「不眠」という問題です。

「なぜか眠れない」と訴える高齢の患者さんは多いものです。パソコンに長時間向き合う職業の方も、「頭が冴《さ》えて寝付けない」とよく悩んでおられます。そういった方々のお話を聞くにつけ、「眠ることにも、実はパワーが必要なのだ」と教えられます。

もちろん、スムーズな入眠のためには、「日中の運動量を増やすこと」「眠る数時間前から液晶画面を見ないようにすること」が大事です。しかしそれでも眠れない

場合は、自律神経をはじめ、神経の伝達が乱れている可能性が高くなります。

逆に言うと、エナジーフローを調整し、**神経の伝達を正常化できれば、不眠や「浅い眠り」といった睡眠にまつわる問題は途端に解消します。**「今はぐっすり眠るときだ」という指令を、脳から全身に速やかに伝えることができるからです。

近年、**「睡眠負債」**なる概念が提唱され、「質の良い睡眠」の重要性が叫ばれるようになりました。睡眠負債とは、「わずかな睡眠不足が、借金のようにじわじわ積み重なる状態」のこと。睡眠負債が命に関わる病気の発症リスクを高めることも、明らかになっています。

ですから私も「たとえ短時間しか眠れないとしても、ミネラル水で脳脊髄液を増やし、眠りの質を高めましょう」と助言をしています。

もちろん睡眠の質を高めようと工夫を重ねている人は、昔よりも増えています。たとえば、よく聞くのは「寝具に凝っている」というような話です。環境面の整備は、確かに大事でしょう。けれどもそれ以上に、脳内の状態について気を配ることも、忘れないでください。

逆に言うと……。睡眠の質が上がると「脳脊髄液の循環がより促され、神経の修復も進み、伝達回路が一層スムーズになる」、こんな好サイクルも回り始めます。なぜなら、就寝中の時間帯に、脳脊髄液の排出が最も高まるからです。

「睡眠負債」と「免疫負債」を合わせた**「ダブル負債」**を解消すれば、より健康になり、エナジーフローも整っていきます。

未来の自分自身のために、溜まった負債は早めに返しておきたいものです。

慢性的なひどい腰痛・肩コリが「水」で治った！

腰痛や肩コリがあるとき、多くの人は患部に直接働きかけようとします。たとえば気になる部位に湿布を貼ったり、整体師やマッサージ師に施術をお願いしたり。

そのお気持ちは、よくわかります。けれども治療家として言わせてもらうと、コリや痛みなどが現れている部位と、まったく無関係に見えるところにトラブルが生じ、それが症状の原因になっていることも多いのです。

「まったく無関係に見えるところって、いったいどこ？」

その代表格が、「脳」です。脳には多くの神経が集まっており、脳神経と呼ばれます。脳神経は12対もの神経で構成され、脳から出て、頭や首、体幹などさまざまな部位に延びています（①嗅神経 ②視神経 ③動眼神経 ④滑車神経 ⑤三叉《さんさ》神経 ⑥

外転神経　⑦顔面神経　⑧内耳神経　⑨舌咽《ぜついん》神経　⑩迷走神経　⑪副神経　⑫舌下神経）。

これら12対の神経は、それぞれ独立しているわけではありません。「ワンチーム」として統合された形で機能してはじめて、全身が健やかな状態に導かれます。

そのため、**どこかの神経対に不調があったり、バランスがとれていなかったりすると、神経伝達がうまくいかなくなり、「まったく無関係に見える部位」に不快な症状が出やすくなります。**また脳神経の伝達が乱れていると、わずかな痛みを大きく感じたり、異常が何もないのに症状が現れたりします。

「長時間パソコンに向き合っているわけでもない。姿勢が悪いわけでもない。それなのになぜか、ひどい腰痛（あるいは肩コリ）がある」

そんなときはミネラル水で脳脊髄液を潤沢に維持すると、神経伝達が改善され、ハイパフォーマンスを取り戻せることでしょう。

超一流の人たちは、治療家の手技に身を委ねてばかりいるわけではありません。「痛み（コリ）の原因＝神経伝達のトラブル」という可能性を熟知しているからこそ、ミネラル水でセルフケアに努めているのです。

手足のしびれ・全身の倦怠感
――その原因も「脳の水不足」？

脳脊髄液が足りない状態を「脳の水不足」と形容し、警鐘を鳴らしている専門家はいます。しかし「脳の水不足」が引き起こす症状は、意外なところに現れるケースがほとんど。そのため本人も、医師でさえも気付くことが困難です。

ですから、**いつもと違う不調を感じたら。「脳脊髄液の減少かな？」と、疑うくらいでちょうどよい**のです。

たとえば、前項で見た**「肩コリ」**。その発症のメカニズムについて、さらに踏み込んで考えてみましょう。

肩には、脳から出ている「副神経」という神経が存在します。その副神経にトラブルが起きているせいで、肩の筋肉に「伸びろ!」「縮め!」という指令をうまく伝えられず、「肩コリで苦しい」と感じるわけです。つまり、「脳の水不足」が副神経の不調を呼び起こしている可能性が高いのです。

「手足のしびれ」も「脳の水不足」による神経の伝達トラブルのせいかもしれません。実際、次のような患者さんがいらっしゃいました。

「『足にしびれや痛みが生じるなら、脊柱管狭窄症《せきちゅうかんきょうさくしょう》でしょう』と診断されたんですが……。検査では異常が見つからず、途方に暮れています」

そこでミネラル水をとってもらったところ、しびれが突然解消したのです。

とはいえ、「手足のしびれは、脳脊髄液と関係がある」だなんて、通常はなかなか連想できないものですよね。

「顔のゆがみ・マヒ」も、神経の伝達トラブルが原因です。

顔面神経や三叉神経といった神経のコントロール不全が想定されます。もとをたどれば、脳脊髄液が不足気味で、脳内でうまく流れていない可能性があります。

また「脳脊髄液の不足」は「体内の水分不足」も意味します。なぜなら、この2つには密接な相関関係があるからです。

わかりやすい例が**「骨盤のゆがみ」**です。骨盤のゆがみの原因は、骨盤にある「仙腸関節《せんちょうかんせつ》」の周りの筋膜の水分が不足することによる脱水状態です。つまり、体内の水分が足りなくなると、「筋膜」のような組織にも、水分が行き渡らなくなり、**「腰痛」**などの予期せぬトラブルが起こりやすくなります。

また「体内の水分不足」は「筋膜」以外の組織でも起こりえます。たとえば「筋肉」「靭帯」など、ほかの組織でも〝脱水症状〟に陥ることがあります。その結果、次のような病気が発症します。

筋肉にカルシウムが沈着化して、石灰化していく**「五十肩」**。靭帯が骨化して神経を圧迫し、足がマヒする指定難病**「黄色靭帯骨化症《おうしょくじんたいこつかしょう》」**。これらは「もとの柔らかい組織が、水分不足により硬くなる」という典型的な事例です。

最後に**「頭痛」**についても説明しておきましょう。

そもそも脳脊髄液とは、脳や脊髄（背骨の中の太い神経の束）と、それらを包む膜（硬膜《こうまく》）との間にある空間（髄液腔《ずいえきくう》）を満たしている液体です。

脳脊髄液が減少すると、その流れが乱れ、脳脊髄液に浮いている脳（大脳・小脳）の位置が、つられて落ち込んでしまいます。そのせいで頭痛が引き起こされる、というわけです。

ただし、脳脊髄液の減少の程度が著しい場合は、「脳脊髄液減少症」という病気である可能性も高まります（第2章で詳しくお伝えします）。

この脳脊髄液減少症の主な症状には、頭痛のほかに**「全身の倦怠感《けんたいかん》」「めまい」「首の痛み」「耳鳴り」「視力低下」**などがあります。したがって、「脳脊髄液減少症」と診断されなくても、「脳脊髄液の一時的な減少で同様の症状が現れる」と考えられます。

脳脊髄液が減るだけで、なんと多くの発症リスクが高まることでしょうか！

脳脊髄液の減少

正常な状態

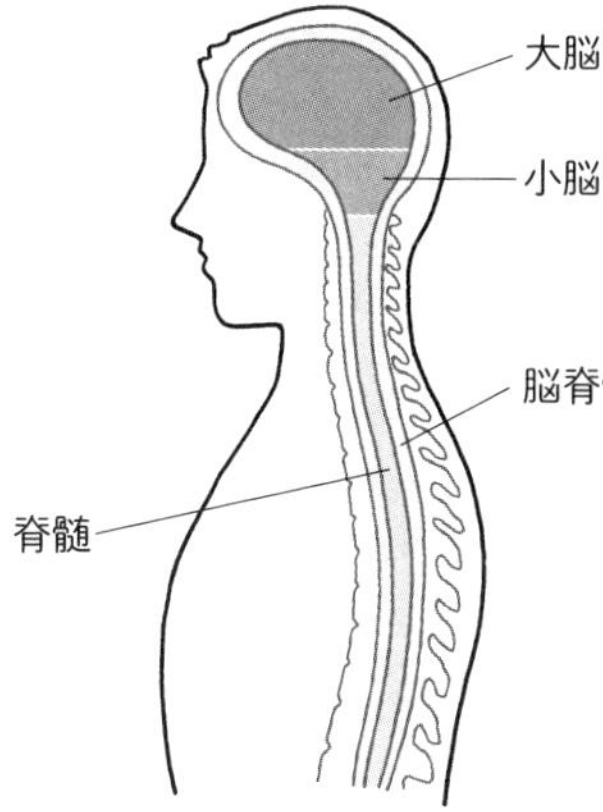

大脳・小脳が
下がった状態

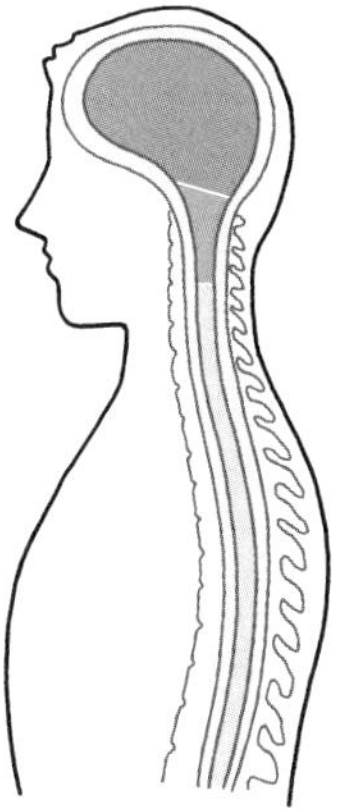

「休みはグダグダする」が体マネジメントでは正解

目覚ましい結果を出し続けている人は、実は〝休み上手〟でもあります。

なぜなら、私が診ているプロのスポーツ選手らはみな異口同音に、次のように答えてくれたからです。

「トレーナーには『休みの日も少しは体を動かして』と指導されるけれど、自分は完全に休むようにしている」

そこで「完全に休むとはどういうこと？」とたずねると「グダグダしている」「ボーっとしている」などという答えが返ってきました。

実際、彼らが休みの日に自宅に出張すると、リラックスした表情で迎えてもらったり、テレビがついた部屋で施術をさせてもらったりすることも珍しくありません。

とはいえ、彼らはみなプロスポーツ界で「結果を出し続けている人たち」です。その「休み方」は、現役のビジネスパーソンにとっても参考になるはずです。

発生学的に見ても、彼らの「完全オフ術」は理に叶っています。**「神経は自己修復するのに72時間（3日）かかる」**とされています（諸説あり）。「丸々3日間、毎週休む」というスタイルはさすがに難しいかもしれませんが、それになるべく近い期間、「完全オフ日」として過ごすことが理想でしょう。

過ごし方は、家族があり、お子さんと遊ぶのが大好きな人であれば、ファミリーで楽しく過ごすのがベスト。「難しいことは何も考えず、テレビをボーっと見ていたい」というなら、その気持ちに従うのが正解。趣味に没頭したいなら、それも◎。

要は、①**「ストレスのない状態を満喫する」**②**「予定を詰め込みすぎない」**③**「イヤなことはなるべく避ける」**。この三大原則が免疫を高めてくれます。

もちろんミネラル水の摂取も、お忘れなく。超一流のプロスポーツ選手は、完全オフ日も、ミネラル水を常飲しています。

平衡感覚を磨くと、頭が良くなる！　効率も上がる！

「長時間連続で同じ作業をしていると、能率が落ち、飽きがきてやめたくなる」「何日間も連続で働いていると、疲れが出たり、モチベーションが落ちたりする」

このような状態はすべて「パフォーマンスが落ちる」と表現していいでしょう。

いったいどうすれば、このような状態を避けることができるのでしょうか？

もちろん、こまめに休息をはさむことは重要です。しかし、寝てばかりもいられないとき。能動的になんらかのアクションをして、コンディションを改善したいとき。注目してほしい感覚があります。「平衡感覚《へいこう》」です。

平衡感覚とは、体の位置や運動の変化を感知する感覚のこと。耳の奥にある三半規管で認識をします。三半規管とは、中が水で満たされたパイプのようなものです。「頭が動くとつられて水が移動し、その動きや流れを神経がキャッチして脳に伝える」という仕組みになっています。

驚かれるかもしれませんが、平衡感覚と脳の間には、次のような関係があることがわかっています。「平衡感覚を鍛え、体のバランスをうまくとれるようになると、脳が活性化する（頭の回転が速くなる、頭が良くなる）」。

つまり、頭を良くしようとすれば（作業効率を上げたければ）、平衡感覚を磨けばいいのです。遠回りな話に聞こえるかもしれませんが、真実です。

「平均台の上をうまく歩けるお子さん」が、そのわかりやすい証拠です。平均台を使った運動が得意なお子さんは、「脳の神経がスムーズに動いている」。そして「勉強にも意欲的に取り組み、成績も良い」。そんな傾向が見受けられるのです。

うれしいことに、**平衡感覚は、大人になってからでも鍛えられます。**第4章では、そんなセルフケア法もご紹介します（167、211ページ参照）。

子供はなぜ、疲れを知らないのか?

子供を見ていて、首をかしげたくなることはありませんか。

「なぜ、常に元気なんだろう?」「あんなに走りまわったり、飛んだり跳ねたりし続けて疲れないのか?」「あり余るパワーは、いったいどこからくるのか」……。

子供がハイエナジーでいられる理由をひとことで言うと**「脳脊髄液が脳に占める割合が、大人よりも高いから」**。

通常、この割合は成長するにつれて減少します。赤ちゃんは約85%、子供は約80%、大人は70%。中高年以降は60%、高齢になると50%にまで減ることも。

つまり、加齢とともに脳は干からびていくのです。もちろん、この割合には個人差が大きくあります。脳脊髄液がつくられるようなセルフケアを続けていれば、大人になっても、高齢になっても、若いときの数値に近づけることができます。

脳脊髄液とは、生命維持に欠かせない、いわば「命の水」。

脳に栄養を補給し、神経の伝達機能をアップさせ、不要な物質を取り除く〝掃除屋〟のような役割まで担っています。脳脊髄液が十分につくられ、吸収され、排出されていくために、私たちは老若男女問わずミネラル水をとる必要があるのです。

気を付けてほしいのは、**大人になるにつれ「のどの渇き（体の渇き）を感じにくくなる」**という事実です。おまけに、「我慢すること」もうまくなる。忙しければ、ミネラル水どころか、水や水分さえもこまめにとらなくなりがちです。

水分の摂取量が減れば、細胞レベルから体の機能は落ち、免疫は下がります。それが「疲れ」「倦怠感」「集中力の低下」として出るわけです。

逆に言うと、たとえ子供でも脳脊髄液の量がなんらかの事情で少なくなった場合、免疫が下がって心身にさまざまな症状が出ることがあります。

子供の不調の解決策も、大人同様、基本はやっぱりミネラル水なのです。

過酷な練習を続けながら、腰痛を治したプロボクサー選手

スポーツを愛するすべての人にとって、福音となる事例を紹介しましょう。

日本スーパーフライ級1位のプロボクサー・古谷昭男選手が私のクリニックを訪れたとき、古谷選手は、過酷な練習と試合による腰痛が、3か月間続いていました。腰と関節の動きが悪くなり、体を左右に回したり、寝ているだけでも痛みが出ている状態で、痛み止めの薬や、ストレッチだけでは根本的な改善が図れずにいました。

ボクシングでは、顔を殴られることによって頭部の骨の動きが悪くなり、脳脊髄液の循環が悪くなるケースがしばしば見られます。

私は脳脊髄液の循環をよくする施術を行い、「治療と並行して、ミネラル水をい

つもよりこまめに、30分おきに飲んで」と、古谷選手にアドバイスしました。

なぜなら脳脊髄液が潤沢にあると神経伝達がスムーズに行われ、そのため「早く自己修復して」という患部から脳へのサインが早く、うまく伝わるからです。

また脳脊髄液の巡りが良いと、全身の循環も改善され、老廃物の排出もスピードアップ。免疫が上がり、自然治癒力も高まり、腰痛が早く治ると考えたからです。


古谷選手からは、すぐに「腰痛が改善し、バランス感覚、安定感が良くなりました。重心がしっかりとしたパンチが打ち込めるようになり、試合でも相手にダメージを与えて勝てるようになりました」と報告を受けました。

症状の回復が見られたのは、「ミネラル水」中の水分の効用も見逃せません。

そもそも発生学では**「骨をつくるのは体内を巡る水」**というのが常識です。

「骨をつくるもと」と聞けば、多くの人はカルシウムやコラーゲン、たんぱく質などをイメージされると思います。

けれども体がコラーゲンやたんぱく質を合成する際には、水の分子が不可欠です。

体内の水分は、たんぱく質やコラーゲンを理想的な状態に保ち、いらなくなったものを排出させ、あるべき場所にくっつける接着剤のような役割を果たしてくれます。

だから、**体内の水分量が潤沢だと腰痛など体の痛みや、骨の打撲からの回復も早くなる**わけです。

このように超一流のスポーツ選手は、ケガのリカバリー術も一流なのです。

物の名前が出なくなったら、脳神経からの黄信号

年齢を重ねると「物忘れ（ど忘れ）」は増えるもの。忙しければなおさらです。

「昨日の夕食のメニューを忘れてしまった」

このように、脳のパフォーマンスが落ちているのは、脳の使いすぎが一因。仕方がないとも言えます（「昨日の夕方に『食事をしたかどうか』思い出せない」となると、認知症のサインです）。

しかし、**脳脊髄液の不足が原因で引き起こされる物忘れもあります。**

あなたの周りに「トイレに行く暇もないほど忙しい！」と嘆く人（〝忙しいアピール〟をする人）はいませんか？

その嘆きは「長時間、トイレに行かなくても大丈夫」とも言い換えられますね。用を足さなくても過ごせているのは、ズバリ「水分をとれていない証拠」。そんな人ほど、物忘れやミスを連発する可能性が高まります。

「トイレにきちんと行きたくなる人」ほど、エナジーフローが整っていて、ミスとも無縁で、良い結果を出せているはず。物忘れとも、無縁でいられることでしょう。

2章

心身のコンディションは、「脳脊髄液」で決まる！

血液・リンパ液に続く第3の体液「脳脊髄液」

脳脊髄液とは、血液やリンパ液と同じ体液の1つです。「脳」(大脳・小脳)と、脊柱にある「脊髄」の周りを保護しながら循環している液体のことを指します。

脳脊髄液は、「硬膜」という袋状の〝容器〟に包まれています。つまり脳も脊髄も、神経や血管などにつながれたまま、脳脊髄液の中にプカプカと浮かぶように存在しているのです。

もし、この脳脊髄液がなかったら、外から衝撃を受けたとき、脳や脊髄は直接ダメージを受けてしまいます。たとえば、**脳内に脳脊髄液が存在しないと、脳が頭蓋骨とピッタリくっついてしまい、柔らかい脳はダメージを負いやすくなります。**

また「神経」という切り口で考えてみましょう。そもそも「脳と脊髄」は「中枢《ちゅうすう》神経」と呼ばれ、全身に指令を送る神経系統の中心的な役割を担っています。「中枢神経が、末梢《まっしょう》神経を統括している」というイメージです。

専門的な話になりますが、「末梢神経」とは次のような仕組みになっています。

・**脳神経**（12対）……主に脳幹《のうかん》から、左右に1本ずつ出ている（45ページ参照）
・**脊髄神経**（31対）……脊髄から、左右に1本ずつ出ている

複雑な話はさておき、**「脳脊髄液の周辺には、神経が通信回線のように通っている」**と理解してください。だから脳脊髄液が不足すると、神経系統に症状が出るのです。

中枢神経は絶大な力を持っています。末梢神経を通り、全身の骨格や筋肉のみならず、各器官に指令を与えます。感覚器官、呼吸器官、循環器官、消化器官、内分泌器官、泌尿器官、生殖器官……。

だから、脳脊髄液の減少によってなんらかの症状が出たとき、症状が出た部分にだけアプローチをしても、対症療法で終わってしまいがち。**免疫を上げ、根治を目指すためには、神経の〝司令塔〟とも言える「脳脊髄液」の状態を改善すべき**なのです。

メジャーな体液である「血液」も「リンパ液」も、大きな貢献をしてくれていますす。しかし、このような「脳脊髄液と神経との深すぎる関係」こそ、ほかの体液との〝違い〟を決定付けるものではないでしょうか。

人類は脊髄の中に「母なる海」を隠した

「脳脊髄液の循環」という素晴らしいシステムが、なぜ私たちの体に備わっているのか。その理由について考えてみましょう。

脳脊髄液については、「発生学」を学ぶと、理解がより深まります。発生学とは「人間がどのように発生し、どのように成長していくのか」、全体性を考えながら探っていく学問だからです。

そもそも私たち人間の祖先は、水から陸上に上がるという、進化の過程を歩んできました。単細胞生物、多細胞生物、魚類、両生類、爬虫類、鳥類、哺乳類……。

学生の頃の理科の授業を思い出しながら、おさらいしてみましょう。

約46億年前の地球では、海はマグマでした。

生まれたての地球の表面の温度は1500℃以上。地表には鉱物が溶けた「マグマの海」ができて、大気で覆われ、液体の水はまだ存在していませんでした。その後、地表は冷め、マグマの海はなくなり、固まって岩になっていきます。

固まったところには、鉄やマグネシウム、ナトリウムなどといったミネラル成分が豊富に含まれていました。やがて、大気が地表に近づいてくると、大雨が降り始めます。その大雨が地表を固め、降った雨が「海」となりました。

この「原始の海」の底には、ミネラルに富んだマグマの岩があるわけですから、**海水にも当然、ミネラルがたっぷりと含まれていました。**

その後、この「原始の海」からさまざまな成分が取り除かれていき、主にナトリウムイオンと塩化物イオンを含む「現在の海」に変化したのは、約40億年前。

その海中で最初の生命が誕生したのは、それから約2億年後のことではないかとされています。それらの微細な生物は、長い年月をかけて、私たちの遠い祖先である魚類にまで進化します。さらに魚類は「水から陸上へ上がる」方向、つまり両生類や爬虫類、鳥類、哺乳類へと姿を変えていきます。

つまり生物は最初、ミネラルに富んだ水の中で生まれたのですが、進化を経て、そこから出ても生きられるようになったのです。

ここでちょっと、立ち止まってみましょう。この「ミネラルに富む水中から、外へ」というプロセスは、何かに似てはいませんか？

そうです。「胎児が母親の胎内から生まれでて、乳幼児期のハイハイを経て、二足歩行を始める」という過程と、ソックリですね。

実際、驚くべきことに、胎内中の羊水の塩分濃度は、原始の海のそれとほぼ同じなのです。このような点に注目し、人体について解き明かしていくのが、「発生学」という学問です。

でも、よく考えてみると……。

「それまでミネラル豊富な水中で活動していた命が、突然そこから飛びだし、新しい世界で生命活動を維持していく」というのは、なかなか過酷なことに思えます。

「体に、突然大きな負荷がかかるのでは？」

「仕組みが変わった後も、今まで通りに生きていけるの？　大丈夫？」

そう考えるのが、自然でしょう。

「ミネラル豊富な水中」という好条件を失うかわりに、人間が獲得したもの。それが**「脳脊髄液の循環」**という優れたシステムなのです。


このような流れを発生学では「脊髄の中に母なる海を隠した」と詩的に表現しています。「陸地に上がるとき、〝生命の母〟とも言えるミネラル豊富な海水の成分を、背骨（脊柱）の中に取り込んだ（持ち込んだ）」という意味です。

人類の祖先は、体内に「海」というミネラルの源を持って、陸に住むことが許された生物なのです。

そう考えると、「脳脊髄液という仕組みが、なぜ人体に備わっているのか」、すんなりと合点がいきませんか。

不安や心配事がつくりだす「脳疲労」を消すには？

「加齢とともに、脳内にはアミロイドβという老廃物が蓄積する」という衝撃的な事実について、前にお話ししました（40ページ参照）。

脳内に溜まるものは、ほかにもあります。**「疲労物質」**です。

疲労物質とは、細胞レベルで生じる、いわば燃えカスのようなもの。体内に溜まると肉体的疲労、脳内に溜まると「脳疲労」を引き起こします。

脳疲労が進むと、自律神経やホルモンの働きも乱れ、イライラや疲れを感じたり、集中力が切れやすくなったりします。また、脳疲労と免疫症候群（アトピーやぜんそく、花粉症などのアレルギー疾患、感染症）との関係を指摘する専門家もいます。

ではどうすれば疲労物質を溜め込まず、うまく排出していけるのでしょう。

「規則正しい生活」「十分な睡眠」「バランスのとれた食事」などに気を付ければ、疲労物質の蓄積は防ぎやすくなります。けれども、このような教えは、皆さんにとって既に「耳にタコ」であるはずです。また、忙しく活動している人にとっては「健康第一主義で、毎日過ごせるわけじゃない」というのが本音ではないでしょうか。

そんなあなたに推奨したいのが、やっぱりミネラル水の常飲です。


水とミネラルの力で、脳の疲労物質の排泄さえ、強力に促すことができます。


「私は脳疲労なんて感じない」という人も要注意です。脳疲労は、私たちが「さほど活動していない」という時期でも起こっているからです。

その原因は、パソコン、スマホ（特に就寝前の使用）。考え事や、心配事。また、脳疲労には「長期にわたり放置していると、感覚が鈍って感じられなくなる」という性質もあります。そうなると、脳内での炎症や萎縮などの危険性も高くなります。

自覚のないときから、セルフケアができれば理想的です。

「原因不明の不調」の意外な正体

「原因不明」と診断されやすい頭痛、めまい、吐き気、首の痛み……。私はこれらを**四大〝原因不明症状〟**と呼んでいます。

この四大〝原因不明症状〟は、非常に厄介です。ＱＯＬ（生活の質）は著しく低下するのに、「放っておいても命を落とすことはない」と見なされてしまいがちだからです（実際は、背後に重篤な疾患がひそんでいるケースも）。また、どこの診療科を受診しても「違う診療科」を紹介されたりして、結果的に「たらい回し状態」になることも珍しくありません。

知っておいてほしいのは、**これらの症状すべてに「脳脊髄液の問題による神経伝達の不具合」が関係している**こと。だから「いくつもの医療機関をハシゴしてきた患者さん」がミネラル水を常飲し始めると、症状がパタリとやむのです。

たとえば「めまい」の場合、耳鼻科を訪れる方が多いのですが、すぐに解決しないこともあります。なぜなら、**めまいとは「頭や体の位置を認知するシステムのどこか一部が障害された結果、起こる症状」**だからです。

具体的に説明してみましょう。

歩行中の人が左に曲がったとき、左耳はそれを察知して「左に曲がった」という情報を神経経由で脳に送ります。しかし反対側の右耳が不調で「左に曲がった」という情報を受け取れていない場合、「左には曲がっていない」という情報を脳に送ることになります。すると、脳は異なる情報を受け取って混乱し、「体がグルグル回っている」と誤った判断を下すことになります。この一連の現象が「めまい」なのです。

つまり、神経伝達のどこかにトラブルがあったり、神経が正常に統合されたりしていないとき、めまいのような症状として、突然現れるというわけです。

頭痛や吐き気、首の痛みなどにも、そのような傾向があります。とはいえ、ほとんどの人はそのような事実をご存じなく、薬などで症状を和らげているだけ。

もちろん、医療機関で適切な治療を受けることは大事です。しかし「原因不明」「様子見」「加齢のせいだから仕方ない」「打つ手なし」などと言われたら……。

脳脊髄液がうまく巡るような対策を立てることをおすすめします。

第3の体液が減ると起きる「脳脊髄液減少症」とは？

「硬膜」という袋の中を、川のように流れている脳脊髄液。その量が通常よりも減ると、頭痛をはじめとしたさまざまな症状が現れます。そのような状態を**「脳脊髄液減少症」**（低随液圧症候群、脳脊髄液漏出症）と呼びます。

いったいなぜ、脳脊髄液の量が減るのでしょうか？

「不慮の事故などによって、硬膜が損傷し、脳脊髄液が漏れだすから」というのが定説です。重症化した際には、この漏れを止める「ブラッドパッチ治療」（自分の血液を注入する治療）を行うことも。ただし、この病気については認知度が低く、「原因不明」と診断され、適切な治療が受けられないケースも珍しくありません。

この脳脊髄液減少症は、交通事故によるむちうち症の後遺症や、スポーツなどによる外傷、転倒や転落などによって引き起こされます。「校庭で尻もちをついた」というような、ささいに思える出来事が引き金となることもあります。本人が低年齢である場合は、「あのときの事故が原因で……」と気付くことは難しいでしょう。また時間が経つにつれ、原因の特定は困難になります。

この病気の主な症状は、**頭痛、首の痛み、腰痛、四肢の痛み、めまい、耳鳴り、倦怠感、疲労感**。それから**目の見え方にまつわるトラブル、動悸《どうき》、息切れ、食欲不振、下痢、注意力や記憶力の低下、うつ、不眠。その他、免疫低下によるさまざまな不調**……。

なぜ、こんなに多くの症状があるのかというと、脳の神経が多方面に影響を与えているから。脳脊髄液が減ると、そこに浮かんでいる脳（大脳・小脳）が下がり、それにつられて、脳と頭蓋骨をつないでいる神経や血管が引っ張られて、脳の機能が低下し、神経系のさまざまな症状が出る、というわけです。

さらに言うと「寝転んでいるとラクになる」という特徴のせいで、「怠けている」と周囲の誤解を受けやすいのが特徴です。「つらさを理解してもらえない」という二次的な苦痛は多大なものです（※診断・治療をお考えの方は、お近くの、脳脊髄液減少症の治療実績がある医療機関を検索してみてください）。

脳脊髄液の不足が、人体にいかに大きな影響を与えるか、おわかりいただけたでしょうか。

脳脊髄液を「増やして・流して・保つ」

ここまで、脳脊髄液の特徴についてお話ししてきましたが、その「流れ」のメカニズムについても触れておきましょう。

まず、脳脊髄液はどこでつくられるのでしょうか？

脳脊髄は、「脳室」という部位の「脈絡叢《みゃくらくそう》」という器官や、脳の毛細血管でつくられます（9ページイラスト参照）。**脳の奥にある「第3脳室」「側脳室」で生産され、「第4脳室」を通って脊髄を下へ移動し、お尻の真ん中にある「仙骨」まで運ばれます。その後、脊髄を上って脳へと戻ります。**

このような「上下の往復運動」を何回も繰り返した後、脳の表面にある「くも膜顆粒《かりゅう》」という組織を経て、硬膜静脈洞《どう》（硬膜と頭蓋骨の間の大きな隙間）に吸収され、静脈経由で体外へと排出されていきます。

大人の場合、**脳脊髄液の総量は平均１４０㎖**（１３０〜１５０㎖が一般的）。1日の生産量は、**５００〜７００㎖**。つまり、**「１日のうち、およそ３〜４回、総入れ替えとなる」**計算です。

もし、なんらかの事情で脳脊髄液をつくる速度が遅くなったり、つくられる量が減ったりしてしまった場合。脳脊髄液に浮かんでいる脳が落ち込んだり、神経系統に問題が生じて、予期せぬ症状が現れることがあります（その程度が著しい状態が、前項の「脳脊髄液減少症」です）。

だからこそ、**脳脊髄液の材料となる「血漿」のもとである「ミネラル水」の常飲を本書ではおすすめしてきました。**脳脊髄液を「増やして・流して・保つ」というサイクルを、より円滑に促せるからです。

この話をすると「脳脊髄液がつくられすぎて困る恐れはありませんか？」とよく聞かれます。確かに脳脊髄液が増えすぎることで頭痛や吐き気などが起こる「水頭《すいとう》症《しょう》」という病気があります。乳幼児に多い先天性のタイプや、大人が脳疾患を発症した後に起こるタイプがよく知られています。

しかし、ミネラル水の極端な摂取をしない限り、「脳脊髄液が増えすぎて水頭症になる可能性」はないので、ご安心ください（本書でご紹介する範囲での摂取をお願いします）。

プロボクサーも実践！
極限の集中力も「水」が生みだす

「期限（終わり時間や締切）を意識することで、普段以上の集中力を発揮して超人的な能力を爆発させることができた」、そんな経験をお持ちの人は、多いはずです。

たとえば「あと1時間で資料をつくらなければ、大事なプレゼンで発表ができない」となれば、「ヤル気スイッチ」は入りやすくなるものです。

けれども、そういった「期限」にかかわらず、自分が願うときに「ゾーン」（極めて高い集中力を発揮し、短時間で高い効率の作業をこなせる状態）に入り、しかもその集中力を長く保てるとしたら、どんなに素晴らしいことでしょうか。

実は、**脳脊髄液が満たされ、エナジーフローが整っている状態というのは、「ゾーンにいつでも入りやすい体」**なのです。

その証拠に、現役当時、私が定期的なメンテナンスを担当していた元プロボクサー・ストロング小林佑樹選手についてお話ししておきましょう。

ボクシングとは、過酷な格闘スポーツで、一瞬でも気が緩むと「打たれて終わり」。どこから飛んでくるかわからない相手のパンチを察知し続けなければなりません。相手と向き合う瞬間はゾーンに入り、全神経を研ぎすませる必要があります。

小林選手は、**ミネラル水を飲み始めてから「集中しやすくなった」**と教えてくれました。やはり、ミネラル水が神経伝達に直接的に関わってくるからでしょう。

とはいえ、心配したのはボクサーにつきものの「計量」です。ボクサーの体重で階級が決まるため、計量前には食事や水の摂取制限を強いられます。計量の直前は「ミネラル水も飲めないしヘロヘロです」という報告を受け、心配していましたが……。計量後、ミネラル水の摂取を再開。おかげで、普段以上のコンディションを即座に取り戻し、「過去最高のベストコンディションで試合に臨めた」と喜んでもらえました。そして、見事「WBOアジアパシフィック王座」のタイトルを防衛。

超一流のプロスポーツ選手でも、ハイエナジーの源泉は脳脊髄液なのです。

〝疲れない体〟の秘訣は「神経伝達」にあった！

「やるべき作業が手に付かず、ネットサーフィンに逃げてしまう」

それは、疲れている証拠です。疲れているときは、あなたの神経伝達に問題が生じていると考えてよいでしょう。

ではいったいどうすれば、神経をハイパフォーマンスに導けるのでしょうか？

そもそも「神経伝達」の仕組みをご存じですか？

神経は「電気」を用いることで、迅速な信号の伝達を行っています。その事実は、A.L.ホジキンとA.F.ハックスレーらによって明らかにされました。

神経線維が電気信号を発生させることに、ニューロン（神経細胞）を取り巻く膜の内側と外側にあるイオンの不均衡な分布が関係していることを突き止めたのです。

では「どうすれば、神経をハイパフォーマンスにできるのか？」という最初の問いに戻りましょう。「電気」をカギにして考えると、答えが見えてきませんか？

学生時代の理科の実験を思い出してみてください。**「水を食塩水にすると、電気が通りやすくなる」**という法則がありましたね。つまり、神経をハイパフォーマンスに導こうとするとき、脳脊髄液が潤沢にあるように心がければよいのです。

神経伝達がスムーズに行われてハイパフォーマンスでいる限り、体への余計な負荷がかからないため疲れず、免疫が高く保たれ、エナジーフローも整うわけです。

実際、私自身も施術中に「ハイパフォーマンスを発揮している」と感じることがよくあります。1日30人超の患者さんに施術をしても、まったく疲れない。**「ハイパフォーマンス＝消耗」ではありません。効率よく体力を使いきり、心地の良い疲労でぐっすり眠りにつける。**そんなイメージです。

だから安心してミネラル水をとり、神経のハイパフォーマンスを目指しましょう。

「産後うつ」や「子供の成長の遅れ」も脳脊髄液が原因？

意外な症状に、「脳脊髄液の減少」が関連していることがあります。たとえば「産後うつ」。理由は「出産時の衝撃による、脳の下垂」です。骨盤がめいっぱいに広がり、胎児が産道から「ポンッ」と生まれた瞬間、全身に大きな衝撃が走ります。そのとき、脳脊髄液の中に浮かんでいる脳が「一気に下垂する」と言われています（これがきっかけで「脳脊髄液減少症」を発症するケースも）。

「産後の育児環境に問題がなく、具体的な悩みもないのに、なぜか気持ちが沈む」という場合。まずミネラル水の常飲を始めるとよいかもしれません。

さまざまなお子さんの問題にも、脳脊髄液が関係していることがあります。

「発達障害」（自閉症、アスペルガー症候群、注意欠如・多動性障害〔ADHD〕、学習障害、チック障害、吃音《きつおん》など）と診断されたお子さん。

その「グレーゾーン」（発達障害に近い状態の俗称）と思われるお子さん。

「発達が遅い」と専門家に指摘されたお子さん。

実際、私の患者さんの中にも、これらの問題をお持ちのお子さんたちが多くいます。中には療育施設に通うお子さんも、珍しくありません。

これらの事例に共通しているのは、**ミネラル水の常飲など「脳脊髄液」を増やすアプローチを根気強く続けることで、全員が快方へと向かわれた**こと。

「先天的に重篤な疾患がある」というケースを除けば、症状が出なくなるのです。

たとえば「教室の机に座っていられず、ウロウロ立ち歩いてしまうお子さん」が、「座って勉強に集中できるお子さん」へと変わっていかれます。ほかには「発語や会話ができるようになった」「おねしょが完全に治った」などの事例があります。

このように脳脊髄液の減少は、あらゆるところで症状となって現れます。

ただし一般の方にとっては、気付くことが非常に難しいのが泣きどころです。

骨盤のゆがみを、自分で改善する方法

腰痛やぎっくり腰などを引き起こす、「骨盤のゆがみ」。

座り方や足の組み方など、姿勢のクセによっても引き起こされますが、ほかにも意外な原因があることがわかっています。

骨盤のゆがみを詳しく説明すると、「骨盤の関節である仙腸関節が、捻挫《ねんざ》すること（正常な位置からズレること）」と定義できるのですが……。

「いったいなぜ、ズレるのか」というと、**仙腸関節の周辺の「筋膜」が脱水して、硬くなり、柔軟性が失われるから**です。

その結果、腰痛やぎっくり腰になったり、靭帯《じんたい》（骨と骨をつなぐ組織）に問題が起こったりするのです。もし、仙腸関節の周りの筋膜が十分潤っていたとしたら、柔らかさやしなやかさが保たれ、腰にまつわるトラブルなど起こらないはずです。

このように、体内に水分が満ち足りていることは、とても大事なのです。

「筋膜」についてもご説明しておきましょう。

近年「筋膜リリース」という健康法が話題となりましたが、あの「筋膜」です。

筋膜とは、筋肉を包んでいる膜のようなもので、筋線維や器官、神経などとうまく連動しながら全身を覆っています。筋肉を守ったり、筋肉が収縮するときのすべりを助けたり、血管や神経、リンパ管などを支えて通過させるという役割があります。「浅筋膜《せんきんまく》」「深筋膜」「筋外膜」「筋周膜」「筋内膜」と連続した層になっており、すべての組織は互いにすべるように動きます。

ただし、筋膜が脱水すると、本来サラサラである基質の粘度が高くなり、筋膜全体のすべりが悪化したり、柔らかさが失われたりしてしまいます。

要は、腰痛やぎっくり腰を遠ざけたい場合、**「長時間、同じ姿勢をとらない」というルールを守ったうえで、ミネラル水を常飲すればいい**のです。

「3つの体液」が流れると、すべてがうまく回りだす

「はじめに」で、「血液、リンパ液に続く第3の体液」というフレーズで「脳脊髄液」をご紹介しました。では、「重要性も3番目？」と思われるかもしれません。

しかし、それは誤解です。「メジャーな存在である血液やリンパ液の巡りを、陰でサポートしている縁の下の力持ち」「目立たないけれども、大きな影響力を発揮している〝隠れたリーダー〟」、そんな表現がぴったりなのです。

人体の中で最も大事な器官は、「脳」。ですから、**脳と脊髄を守っている脳脊髄液が最重要**であるのは、ごく自然なことと言えるでしょう。

あまり知られていない事実なのですが、脳脊髄液の循環が改善されると、血液やリンパ液の流れまで自然に良くすることができます。脳脊髄液にアプローチをすれ

ば、**血液、リンパ液、脳脊髄液という〝体液御三家〟すべての循環を、理想的な状態へとスムーズに導ける**のです。脳脊髄液へのアプローチを習慣化すれば、3つの体液の巡りは一気に改善され、自然治癒力が高まり、エナジーフローも整います。

特に注目してほしいのは、リンパ液の流れです。そもそもリンパ液とは、老廃物を運ぶ役割を担う体液です。しかし、その流れが滞ることは珍しくありません。なぜなら、〝ポンプ装置的な存在〟を体内に持たないからです（血液の場合、心臓という〝ポンプ装置〟が、その循環を強力に後押ししてくれます）。

そこで注目すべき仮説があります。**「脳の『蝶形後頭底結合《ちょうけいこうとうていけつごう》』（頭蓋骨のつなぎ目）の一定の動きが、脳脊髄液の循環に関わっている」**という事実が明らかになっており、「リンパ液の循環もそれに深く関係している」と提唱する治療家がいます。脳脊髄液の巡りが良くなれば、連動してリンパ液の流れも改善されるのです。

この分野には解明されていない部分が多くあります。しかし「脳脊髄液に働きかければ、3つの体液の循環が改善しハイエナジーになれる」と考えていいでしょう。

私が脳脊髄液の大切さに気付いたきっかけ

私は柔道整復師の資格をとって整体院を開業し、働きながら専門学校に通ってカイロプラクティック理学士の学位をとりました。さらにオステオパシーや発生学という学問についても学びました。

「自分の整体院を運営しながら、なぜわざわざ他の専門分野まで勉強したのか？」とよく聞かれます。その答えこそ、「私と脳脊髄液の出会い」のストーリーそのものなので、少しお話しさせてください。

そもそも「柔道整復師」とは、「手技」によって、患者さんの体を健やかな状態へと導くもの。ですから、自分自身のスキルをより高めたくて、セミナーや勉強会にも、本業の合間を縫って、よく参加していたものです。**しかし「体全体」を治療できる師には巡り会えなかった**のです。「筋肉へのアプローチしかしない先生」「靭帯の治療はできない先生」etc……。だから私は、何人もの師に教えを仰がねばなりませんでした。

「なぜ、体全体に働きかけないのか？」と不思議に思った私は、整体と隣接する領域である「カイロプラクティック」「オステオパシー」という治療法や、「発生学」についても学び始めます。これらのジャンルは、全身を1つのものとしてとらえ、働きかけていく点が共通しています。そして、要にあるのが「脳脊髄液」だったのです。

カイロプラクティックでは、ＳＯＴ「仙骨後頭骨《せんこつこうとうこつ》テクニック」という施術が存在します。オステオパシーでも、「頭蓋オステオパシー」（クラニオセイクラル）という、脳脊髄液の流れを促進する技術があります。発生学という学問でも「体の薬箱」と称されるほど、脳脊髄液は重要視されています。それは大きな衝撃でした。

しかし脳脊髄液のことを知る前から、施術後の患者さんには「水を飲んでくださいね」というお声がけはしていたのです。その深い意味については考えたことがなかったのですが、脳脊髄液について学びを深め、ようやく理解することができました（今はもちろん「ミネラル水を飲んでおいてくださいね」とアドバイスをしています）。

「訪れてくださるすべての患者さんを、確実に治癒に導きたい」

そんな〝執念〟が、10年越しで脳脊髄液と引き合わせてくれたような気がします。

〝脳脊髄液を増やすメソッド〟で、劇的に改善した患者さんの物語❶

車椅子の生活から、6か月で歩けるまでに回復（70代女性）

Kさんは、車椅子に乗った状態で私の整体院にやってこられました。

「少し前まで登山が趣味だったのに、急に腰やひざが痛くなり歩けなくなった」

「ほかの趣味まで、何もできなくなってしまった。こんなに寂しいことはない」

そう言って嘆かれるのです。私は胸をえぐられるような思いでした。

Kさんの1つ目の特徴は、「骨盤の状態が悪くて、脚を前に出せないこと」。これは明らかに「仙腸関節」の周りの筋膜の水分不足です。

2つ目の特徴は「座っているときは筋力を発揮できるのに、立とうとすると踏ん張れないこと」。つまり、**筋力はあるのに神経伝達に問題が生じている**のです。

「どちらの問題も、脳脊髄液を増やせば一気に解決する」と思い、ミネラル水の常飲を励行してもらうようにしました。

そして、Kさんにさらにお願いしたセルフケアは、「毎日の入浴習慣」です。年配の方でも「億劫だから」「疲れるから」という理由で、湯船にゆっくり入浴しない人は多いもの。ですが、適温のお湯につかって全身を細胞レベルから温めることで、赤外線の健康効果を得ることができます。

水（お湯）の持つエネルギーが体に伝わることで、疲労がとれるのはもちろん、免疫も上がり、全身のさまざまな循環が劇的に改善されるのです。

Kさんは、ミネラル水の常飲と、入浴習慣をコツコツ続けてくれました。

すると、約6か月後には車椅子を卒業。杖を支えにゆっくりと歩けるようになり、その2か月後には整体院に杖を忘れて帰るほどまでに、回復を遂げられたのです。

そして、治療開始から8か月後には、なんと趣味の登山を再開。「大好きだった富士山に、再び登ることができた」と大変喜んでもらうことができました。

「自分の足で、生涯歩く」。そんな高齢の方が1人でも増えるように願っています。

〝脳脊髄液を増やすメソッド〟で、劇的に改善した患者さんの物語❷

高血圧の治療薬（降圧剤）の断薬に成功（70代男性）

「脳脊髄液を増やすくらいでは、大きな病気までは治らないはず」

そんなイメージをお持ちの方は多いのではないでしょうか。

けれども、ちょっと待ってください。投薬が必須なレベルの生活習慣病だって、改善もしくは完治させることが可能なのです。

その代表例が「高血圧」です。

実際、私は今までに数十人というレベルで、高血圧の患者さんたちを快方へと導いてきました。**それまで常飲していた降圧剤の断薬に成功したケースは、17件にものぼります**（「それまでの薬を、突然すべてやめる」というわけではなく、患者さんの主治医とも連携し、長期的な計画を立て、ムリなく取り組んでもらっています)。

もちろん、基本的なセルフケアとして皆さんにおすすめしているのは、ミネラル水の常飲です。

「塩分を控えるべき高血圧患者が、水と自然塩をミックスしたドリンクを飲むなんて、余計血圧が上がるのではないか?」

そんな疑問を抱く方がいらっしゃるかもしれません。けれども安心してください。

ミネラル水の材料である「自然塩」(天然塩)は、「精製塩」とまったく異なります。その詳しい説明については次の第3章に譲りますが、**「ミネラルをバランスよくとれる自然塩には、血圧を上がりにくくする効果がある」**とされています。

断薬に成功した具体的な事例としては、私の父の例を挙げておきましょう。

父は、ミネラル水の常飲によって血圧をみるみる下げ、約10か月で2種類の降圧剤と、完全に縁を切ることができました。これは、高血圧の患者さんが断薬に成功するペースの平均値です。

断薬に成功した方は皆、「一生飲み続けると思っていたのに」と、喜んでくださいます。

味気ない「減塩療法」に疲れ果て、心まで渇いている高血圧患者の皆さんに、この成功談をお届けしたいと思います。

〝脳脊髄液を増やすメソッド〟で、劇的に改善した患者さんの物語❸

うつでの休職から職場復帰（30代女性）

Dさんはもともと、私の患者さんの娘さんです。

ひょんなことから、会社を休まざるをえないほど重症のうつになり、数種類の薬を常用していました。けれども約3か月のミネラル水の常飲で、うつから抜けだし、すべての薬から〝卒業〟。職場への復帰を果たしたのです。

Dさんと向き合って痛感したのは、まず体内の水分不足でした。

全身の水分が不足しているから、本来液体である部分が脱水を起こして硬くなり、つられて心までこわばってしまう。つまり、**「体の柔軟性が損なわれると、思考の柔軟性まで失われる」**という心身の相関関係を再認識しました。

もちろん、彼女は脳脊髄液も不足していました。その結果、神経にまつわるトラブルが起こっていたと考えられます。

そもそも、うつの発症の仕組みほど「神経」と関係が深いものはないでしょう。うつになるメカニズムについては、まだ明らかにされてはいません。しかし神経伝達物質の「モノアミン類」(セロトニンやノルアドレナリン、ドーパミンなど)が関わっている事実まではわかっています。そのような状態に〝伝達トラブル解消上手〟なミネラル水が、効かないわけがありません。

踏み込んだ話をすると、うつの患者さんにとって最もつらいのは、薬の副作用です。精神科や心療内科などで処方される薬は、たいてい抗うつ剤や睡眠薬。これらの常用により、体のだるさや倦怠感が引き起こされます。「治りたい」という一心で常用する薬の副作用があまりに大きいとは、なんと皮肉な話でしょうか。

Dさんは、「うつの薬を手放すこと」を目標に、ミネラル水を飲むことを毎日頑張っていました。うつという苦しいトンネルを抜けられたDさんもまた、ミネラル水のパワーを教えてくれる証人です。

〝脳脊髄液を増やすメソッド〟で、劇的に改善した患者さんの物語❹

原因不明のお尻の腫れ物が治った（30代男性）

Oさんは3交代制の工場で働く男性でした。

「どういうわけか、肛門の周りに腫れ物がたくさんできてしまった」と、私の整体院に駆け込んでこられたのです。肛門科などで軒並み「問題はない」と診断されたそうですが、かゆみが苦しくて、大変困っておいででした。

こういった症状は、「自分の体にとって不都合と思われるもの（たとえば細菌やウイルスなどの病原体、アレルギー物質、毒素など）を受け入れないために起こっている現象」と解釈するのが通常です。つまり「腫れ物＝アレルギーの一種」ととらえた私は、Oさんの体に潤いを与えて代謝を上げ、溜まった毒素を排出させようと考えました。

実際、Oさんの肌はカサカサしていて、体内の乾燥状態が推察できました（これはアレルギー体質の人に共通する特徴です）。そこで、ミネラル水の常飲をお願いしたのです。水は、毒素や老廃物などの排出を促してくれます。またミネラル成分は、その働きを強力にバックアップしてくれます。

さらに、ミネラル水にはホルモンの分泌を正常化する効果も期待できます。私は「Oさんの体内ではステロイドホルモンが適切に出ていないのではないか」とも心配したのです。「ステロイドホルモン」などの分泌が減ると、かゆみや違和感を過敏に覚えるようになります。

ステロイドホルモンとは、さまざまな症状を抑える薬として処方されるホルモンですが、同じ物質が体内の副腎（両方の腎臓の上端にある）でもつくられています。しかし**脳脊髄液が不足して神経伝達がうまく行われなくなると、こういったホルモン分泌も乱れてしまう**のです。

その結果、Oさんは治療開始から約1か月目で「腫れ物への違和感」が薄れ、約3か月目でかゆみがほぼなくなりました。

"脳脊髄液を増やすメソッド"で、劇的に改善した患者さんの物語❺

ぎっくり腰の痛みが1時間で改善（40代男性）

突然の激痛に襲われる「ぎっくり腰」（急性腰痛症）。

私の整体院にも、たくさんのぎっくり腰の患者さんが駆け込んでこられます。共通しているのは、ミネラル水を飲んでもらうと、その直後から体が柔軟性を取り戻すこと。肌に触れると、固まっていた筋膜や筋肉が柔らかくなるのがわかります。

つまりぎっくり腰の大半は、前にも見たように、骨盤の仙腸関節周辺の筋膜が脱水して硬くなり、ズレて引き起こされるトラブルなのです（88ページ参照）。

ぎっくり腰になった直後の人がミネラル水をとったとき、体内でどのような反応が起きているのか、見ていきましょう。

ミネラル水の働きによって神経伝達が改善されると、「痛みを抑えろ」「トラブルのある部分を治せ」など、体内でさまざまな信号が活発にやりとりされ始めます。その結果、白血球や線維芽《せんいが》細胞などが患部に集まってきて、活性化します。つまり自分の力で回復しようとする力（自己修復作用）が高まるのです。

またリンパ液の働きが活発になるなど、免疫も上がり、炎症が早く抑えられます。「炎症が抑えられる」とは「痛みの原因である炎症物質が抑えられる」という意味です。一説によると、ぎっくり腰は発症してから48時間は炎症物質が出続けるといいます。その炎症を抑えることこそ、リンパ液の役割。

リンパ液とは、いわば〝火消し役〟なのです。だからリンパ液を早めに流して循環させるためにも、ミネラル水をとって体内の循環をよくすることが重要です。

事例として、Tさんのケースをご紹介しておきましょう。Tさんは、ミネラル水を飲んだ後、1時間も経つと痛みが和らぎ、スタスタと歩けるまでに回復しました。また発症後は、立った姿勢で脚（ひざ）を上げることが困難でしたが、それも改善。再発防止策としてミネラル水の常飲をお願いしたのは、言うまでもありません。

〝脳脊髄液を増やすメソッド〟で、劇的に改善した患者さんの物語❻

脳のパフォーマンスを高めて大学受験に成功（10代男性）

志望校に合格するために、日夜勉強に励んでいる受験生……。その姿勢は、〝結果追求型〟のビジネスパーソンと重なる部分が多いものです。

「10代という若さゆえ、集中力や記憶力にもともと秀でているのではないか」

そう考える人もいるかもしれません。

とはいえ、どんなに若くても「脳のパフォーマンスを高めていくこと」には、その人個人の力量が大きく左右します。そこには、キャリアを積んだ大人も参考にできる教訓が多くあるので、ご紹介しておきましょう。

私の整体院には「元患者さんだったお母さん」に連れられ、やってくる受験生が多くいます（大学受験を目指している高校生が多いのですが、高校受験を控えている中学生もいます）。彼らに共通しているのは、日々、勉強で目を酷使していること。ですから基本のケアとして**ミネラル水の摂取を続けてもらうと、「視力が良くなった」「目の疲れがとれた」と非常に喜ばれます。**

「目が疲れている」ということは、当然その奥にある脳も疲れています（眼球とは「飛びだした脳である」と形容する専門家もいます）。ですから、目の症状が改善されると、頭もスッキリして、集中力や記憶力がアップ。精神面ではモチベーションが上がったり、前向きになったりするなど、心身ともに良い効果が現れ始めます。

具体的な例として、高校生のYさんのお話をしておきましょう。

Yさんとそのお母さんは、中国地方から大阪にある私の整体院に、わざわざ通ってくださっていました。「大阪の大学を受験するから、その直前の2～3日前に予約をとりたい」と、予定を立てて来院されました。そして第1志望に、見事合格。

「受験」という人生の大きな局面を乗りきりたいとき。エナジーフローを整える方法を知っていると、やはり有利に働くのです。

〝脳脊髄液を増やすメソッド〟で、劇的に改善した患者さんの物語❼

ミネラル水の常飲で、電磁波を抜く（50代男性）

ハイテク機器が放つ電磁波の影響を受け、体調を崩される人もいらっしゃいます。

たとえば目の疲れや痛み、視力低下、鼻水、鼻づまり、頭痛、記憶障害、うつ症状、湿疹、ほてり、むくみ……。より深刻になると、呼吸困難やめまい、吐き気、倦怠感、疲労感、動悸、不眠、筋肉の痛み、不安や緊張などの症状が現れることがあります。

症状が酷似していることから、自律神経失調症、気分障害などと診断されがち。

電磁波が原因と類推される場合は、「電磁波過敏症」と呼ばれることもあります。

「電磁波で、免疫機能がかなりの程度まで低下する」というデータも、いくつか存在します。

ただし「電磁波過敏症」は、医学的には正式な病気と認められておらず「病気に準じた状態」と見なされます。特定の治療法がないことから「溜まった電磁波を逃がす」「電磁波からなるべく離れる」などの自衛策をとるしかありません。

とはいえ、電磁波は目に見えません。さまざまな症状が現れたとき、「原因は電磁波かもしれないぞ」と気付くのは至難のワザでしょう。

健康を気にかけている人の中には、電磁波の害についてあらかじめ学び、定期的にケアをされている方もいます。経営者のMさんも、そのお一人です。Mさんは仕事柄、頻繁に飛行機や新幹線を利用されています。

「長距離移動は、なぜだか疲れる」と感じたMさんは、激務のかたわら私の整体院に月に1度以上通い、体に滞留した電磁波を抜く施術を受けられています。もちろん、セルフケアで毎日ミネラル水を常飲されてもいます。

現役のビジネスパーソンであれば、いくら「電磁波を避けたい」といっても、飛行機や新幹線、パソコンやスマホの使用を控えるのは、ほぼ不可能でしょう。ですからMさんのように、せめてミネラル水を常飲するようおすすめします。市販の電磁波予防グッズを活用するのもよいでしょう。

大前提として、就寝時は「枕元に電源の入ったスマホを置かない（せめて機内モードにする）」「体からなるべく離した場所に置く」などの対策が有効です。

〝脳脊髄液を増やすメソッド〟で、劇的に改善した患者さんの物語❽

声が戻った！ 言葉が出た！（40代女性と5歳男児）

突然声が出なくなったGさん。

深呼吸をしても、横隔膜がほとんど動かないため、「呼吸器系の神経伝達にトラブルがある」とわかりました。そこで脳脊髄液を増やす手技を施し、ミネラル水を飲んでもらったところ、治療開始から約24日目で声が出せるように。

脳には神経対が12ありますが、それらは独立して機能しているわけではなく、すべてが連関し合っています。問題がある系統の神経を治すことで、全体的にうまく統合され、発声にまつわる神経も伝達がスムーズになったと考えられます。

発語が遅れていたNくん（5歳）のお話もしておきましょう。

問題があったのは、なんと聴覚に関わる神経でした。

「話すこと」は、「聴くこと」とワンセットの行為。自分の声をきちんと聴き取れなければ、発語もうまくいかないのです。聴覚に関係する神経に手技でアプローチし、ミネラル水を常飲してもらったところ、治療開始から約54日目で話せるようになったのです。

3章

日本人は「水」と「塩」が圧倒的に足りない！

「水」と「塩」をとらない人ほど免疫力が下がりやすい

私たちの体は「ミネラル水」、つまりミネラルが含まれた水分で満たされています。細胞レベルで見ても、然《しか》りです。

「細胞内液」にはカリウム、「細胞外液」にはナトリウムが多く存在しています（カリウムもナトリウムも、どちらもミネラル成分ですね）。

細胞の内と外が「浸透圧《しんとうあつ》」を一定に保つことで、人体の健やかさは保たれ、生命が維持されます（「浸透圧」とは、濃度の異なった2種類の液体をとなり合わせに置いたとき、互いに同じ濃度になろうとする力のことを言います）。

ミネラル豊富な「塩」が不足していては、免疫が高く保たれ、エナジーフローが整うはずがありません。

そもそも「ミネラル」とは「五大栄養素」の1つ。炭水化物、たんぱく質、脂質という「三大栄養素」に、ビタミンとミネラルを加えたのが「五大栄養素」です。誤解されやすいのですが、ミネラルという単体の成分があるわけではなく、多くの元素の総称です。約100種類のミネラルが存在すると言われています。

一説によると**「人体は約30種類のミネラルでできている」**のだとか。そのうち私たちの体に必須とされるミネラルは、栄養学的には16種類とされています。

1日の摂取量が100mg以上の「主要ミネラル（多量ミネラル）」と、100mg未満の「微量ミネラル」とに分けられています。

主要ミネラルとは、「カルシウム」「リン」「イオウ」「カリウム」「ナトリウム」「マグネシウム」「塩素」の7種類。

微量ミネラルとは、「鉄」「ヨウ素」「亜鉛」「銅」「セレン」「マンガン」「コバルト」「モリブデン」「クロム」の9種類。

厚生労働省が作成した「日本人の食事摂取基準」（2020年版）で、1日の推奨摂取量を見てみましょう。

「カルシウム」……成人男性で750～800㎎、成人女性で650㎎。

「鉄」……成人男性で7・5㎎、成人女性（月経なし）で6・5㎎、成人女性（月経あり）で10・5～11・0㎎。

「モリブデン」……成人男性で30μg《マイクログラム》、成人女性で25μg。

つまり、「そんなにちょっとでいいの？」と拍子抜けしそうになる数値ですが、どの成分も働きが微妙に異なり、体が正常に機能するよう貢献してくれています。

これほど大事なミネラル分（＝塩）なのですが……。

残念ながら、多くの日本人は摂取量が不足しがちの傾向にあります。

そこに加えて、日本は世界的に見ると「蒸し暑い国」で、汗を多くかきます。つまりミネラルが体外へと排出されてしまいやすい。だから塩をよほど積極的にとらないと、免疫が低下し、体の状態はどんどん悪くなってしまいます。

他国の状況と比べてみましょう。

「欧米では5g程度しか塩をとらない」、そんなデータが存在します。
しかし、よく考えてみてください。ほとんどのアメリカ人は肉をよく食べます。その肉の中には多くのナトリウムがもともと含まれています。だから、肉食とは「塩をなめている」のと同じ。つまり、塩を積極的にとらなくても肉からミネラル補給ができているというわけなのです。

水不足&塩不足で引き起こされる弊害とは

もし「ミネラル」が足りなくなると、人体はいったいどうなるのでしょうか？

「カリウム」（神経伝達、心臓の動きのサポートなどに関わる）が不足した場合⬇
不整脈、呼吸困難、筋力低下、反射機能低下、便秘、足のつりなどが起こります。

「亜鉛」（糖代謝・酸素の活性化、酵素の産生・維持、生殖器機能の維持、ホルモン合成などに関わる）が不足した場合⬇
皮膚炎、味覚障害、貧血、甲状腺機能減弱、小児の発育不良などが起こります。

このように例を挙げだすときりがないのですが、それぞれごく少量ずつでも、欠かせない栄養素が「ミネラル」なのです。

おまけに、ミネラルは体の中では生みだせません（ビタミンと同じです）。

だから、積極的に口から摂取する必要があります。

恐ろしいことに、**飲食からとるミネラルが不足すると、体は手持ちのミネラルを使おうとします。体、つまり骨を溶かし、そこからミネラルを補おうとする**のです。

そのような状態では免疫が下がり、さまざまな不調が引き起こされるのは、言うまでもありません。


もし「水」が足りなくなると、どうなるでしょうか？

「熱中症はじめ脳梗塞《のうこうそく》、心筋梗塞など、さまざまな健康障害が起こりやすくなる」

「ツヤやハリが失われ、美容面でも問題が起こる」

このような認識は、多くの方にきっとあるはず。しかし「知的パフォーマンスまで低下する」という事実は、ご存じない方がほとんどではないでしょうか。

ある実験データをご紹介しましょう。

イースト・ロンドン大学とウェストミンスター大学の研究者たちは、「知的作業に集中する前に約500㎖の水を飲んだ人は、飲まなかった人と比べ、反応時間が14％速くなる」という事実を発見しました。

また「のどの渇いた人」に対して実験を繰り返したところ、効果はよりはっきりと見られたそうです。つまり**「ほんのわずかな水分不足も、人の知的パフォーマンスに悪影響を及ぼす」**ということなのです。

「最近疲れやすい」「頑張れない」「免疫が落ちている？」などと感じている人は、水と塩の不足が原因かもしれません。

「加齢」や「慢性疲労」など、ありきたりの理由で自分を納得させるクセは、もうおしまいにしませんか。結果を出し続けたい人こそ、「細胞の中に水と塩を入れる」というイメージで、日々ミネラル水をとるべきなのです。

日本人の70％は「水不足」！「塩」も足りない！

ご本人が自覚できていることは非常に少ないのですが……。

日本人の約70％は水不足。そして、ほとんどの人がミネラル（塩）不足です。

まず、水について見ていきましょう。

大人が1日に必要とする水分の量は「約2・5ℓ」とされます。そのうち食事以外の飲み物から補給すべき水分量は1日に「約1・5ℓ」です。

しかし、ダノンウォーターズオブジャパンの調査（2009年）によると、**日本人の70％以上の人が、1日1・5ℓ以上の水分をとれていない**とわかりました。

もちろん厚生労働省も「水不足」については警鐘を鳴らし続けています。たとえば「健康のため水を飲もう」というスローガンを掲げた運動が、2006年からスタート。「激しく活動をしていなくても、水分はかなり失われる」「のどの渇きを感じたときには、脱水が始まっている」などのメッセージが発信され続けてきました。

水不足については、熱中症対策という意味で、認識されている人も多いでしょう。

さらに踏み込んで「日本人の多くがミネラル不足」という事実も、知っておいてください。**ミネラルの中でも、不足しがちなのは「カルシウム」「マグネシウム」「亜鉛」「鉄」**などです。主な原因は、食事バランスの乱れです（**逆にとりすぎが心配なのは「ナトリウム」**。安価で悪い塩「精製塩」の主成分です。高血圧や脳卒中、がんなどの生活習慣病を引き起こします。次頁でお話しします）。

海外と比較をしてみましょう。ミネラルとは、野菜より肉や魚などのたんぱく質に多く含まれ、欧米人は肉を日本人の3倍食べるため、さほど問題ではないのです。

一方、日本の厚労省はミネラル不足について、注意喚起はするものの、具体策は立てていません。また台所の調理器（包丁や鍋など）が鉄製からステンレス製へと変わり「鉄」不足が進んでいます。このような流れでミネラル不足が加速しています。

塩分を控えているのに、なぜ病気が増えるのか？

「日本人の食事摂取基準」（2020年版）によると、1日の塩分摂取の目安は、男性で7・5g、女性で6・5gです（日本人の平均摂取量は9・9g）。

では、塩分を控えずにいると、いったいどんな不調が想定されるのでしょうか？

高血圧、それが深刻化すると脳卒中、腎臓病、認知症などにつながるとされています。だから、厚生労働省が音頭をとって「減塩」がすすめられてきたというわけです。

しかし減塩キャンペーンの結果、本当に「病気は減った」のでしょうか？

そのような統計をとるのは、現実的には不可能なこと。ですが体感として、病気は「減っていない」、むしろ「増えている」と言えます。

注意してほしいのは、ここでの「塩分」とは、「ナトリウム」が主成分の〝精製塩〟である点です。

精製塩とは、そのほとんどが「塩化ナトリウム」でできている、化学薬品に近い物質です。ナトリウム以外のミネラルは、ほとんど含まれていないのです。

一方「自然塩」、中でも海水からつくられたものには、多種類のミネラルがバランスよく含まれています（その選び方については、131ページでご紹介します）。

そして驚くべきことに、**自然塩に含有されているミネラルのバランスと、私たちの体が必要とするミネラルのバランスは、酷似しているの**です。

詳しく言うと、**ナトリウム、カリウム、カルシウム、マグネシウム、マンガンが豊富**。一方、**銅や亜鉛の量は少なめ**。

これが、人体にとっての理想的なミネラルのバランスです。体内で酸素反応や細胞分裂がうまくいっているときは、「飲食で取り込むミネラルのバランス」と、「体内で必要とする理想のミネラルのバランス」が近いとき、とも言えます。

話を本筋に戻しましょう。

つまり、ナトリウムが主成分である精製塩をどれだけ控えたところで、体内のミネラルバランスは整いません。そして、不足しているミネラルが多いと、多くの不調や病気が引き起こされます。

だから、「どれだけ塩分（精製塩）を控えても、病気は増える」というわけです。

心臓疾患、脳疾患、線維筋痛症《せんいきんつうしょう》、アレルギーの本当の原因

ミネラル水不足で起こる〝意外な四大病〟をご紹介します（先天性疾患を除く）。

1つ目は**「心臓疾患」**。心筋梗塞や狭心症、不整脈、心不全、心筋症など心臓にまつわる病気です。なぜミネラル水不足が原因になるかというと、ミネラルの1つであるカリウムの不足で心臓のポンプ機能が低下し、うまく働かなくなるからです。

2つ目は**「脳疾患」**。頭痛はもとより、アルツハイマー型の認知症、脳梗塞、中枢神経疾患（うつ、自閉スペクトラム症、不安障害、適応障害、てんかん）などです。これらの多くは、脳脊髄液の減少によって脳の位置が下がり、脳と頭蓋骨をつないでいる神経や血管が引っ張られ、脳の機能が低下がすることで引き起こされます。

3つ目は**「線維筋痛症」**。全身的な慢性疼痛《とうつう》疾患で、激しい痛みが起こる病気です。こわばり感、倦怠感、疲労感、睡眠障害などが伴うことが多いようです。リウマチやほかの膠原《こうげん》病に伴って発症している場合もあります。「自律神経失調症」や「更年期障害」などと診断され、完治に時間がかかるケースも珍しくありません。

「痛み」をなぜ感じるかというと、血管などに「発痛物質」が溜まり排出されないから。

人体では何種類もの「発痛物質」がつくられています。物理的な刺激、血流の悪化、緊張や不安などによる交感神経の興奮が続くだけでも、発痛物質は生成されます。それらの排出を促す水やミネラルが不足すると、痛みが出るわけです。

4つ目は**「アレルギー」**です。その本来の意味は「外部から侵入する異物を撃退する仕組み（免疫）が過剰に働き、症状が出てしまうこと」。

アレルギー性鼻炎、アトピー性皮膚炎、気管支ぜんそく、じんましん……。これらのアレルギーの症状は、共通して水不足から起こります。全身が、内も外もカピカピに乾燥した状態なのです。それを薬で解決する前に、水を補うことが重要です。

若さとは、「水と塩のバランス」だった

あなたは「若さ」の理由について、考えたことはありますか？

常にハイエナジーな子供と、パフォーマンスが変動しやすい大人。その差はいったいどこにあるのでしょうか？

若さを決定付けるもの。それはズバリ「体の水分量」にあります。

子供は赤ちゃんに近づくほど、全身に占める水分量の割合が高くなります。

一説によると、**赤ちゃんは約85%、子供は約80%。**

大人はよくて70%、平均値は60%。

そして**高齢になると50%**にまで水分量の割合が低くなってしまいます。

これは私の仮説ですが「水分量の割合が高いほど、神経伝達が良く、パフォーマ

ンスがアップする」ような気がします。もちろん大人であっても努力次第で、水分量の比率をじわじわと上げていくことは可能です。ミネラル水をとればいいのです。

気を付けてほしいのは、「水だけ」を飲むのではなく、あくまで「ミネラル水」を飲むこと。なぜならミネラル水こそ体内の水分の「塩分量の比率」に近いからです。**純粋な水だけを飲んでも吸収率が悪く、ほとんどが排出されてしまいます。**それどころか腎臓に余計な負担をかけるハメに……！

赤ちゃんのレベルにまでみずみずしさを取り戻すのは現実的ではありませんが、ミネラル水を常飲することで「70％」くらいには保てるはずです。

逆に言うと、若くても水の摂取量が極端に少ないと、本来あるべき水分量の割合が低くなり、さまざまな不調が現れることになります。

神経伝達に関わる病気や、発育不全などに問題が生じることがわかっています（もちろんこれは、「水の摂取量が足りないことによって脳脊髄液の生産量が減少するから」と言えます）。

体内に溜まった毒素もキレイに排出

脳脊髄液が脳のデトックスに一役買ってくれていることは、前にもお伝えしました（39ページ参照）。もちろん、全身についても同じことが言えます。

ここでは**ミネラル水の強力なデトックス効果**についてお話ししましょう。

まず塩は、体内に溜まった毒素の排出を強力に促してくれます（現代人は、程度の差こそあれ、「誰でも毒素が溜まっているもの」と認識しておいてくださいね）。

特筆すべきは、**体内でつくりだされた過剰な物質「ヒスタミン」の排出までしてくれること。**「ヒスタミン」とは、花粉などの「アレルギーの原因物質」が体内に入ったときに、自動的につくられてしまう物質です。ヒスタミンが「H1受容体」という部分と結合した途端、鼻水やくしゃみなどのアレルギー症状が出てしまうことになります。ヒスタミンとは、いわばアレルギーを引き起こす張本人。体でつくられた「毒素」のようなものですから、どんどん排出すべき存在です。

驚くべきことに、塩には「ヒスタミンの生産を抑える」という働きがあります。

さらに、老廃物である粘液を「使い捨て可能な状態にまで分解する」という機能まで兼ね備えています。たとえば肺の粘液（痰）を分解して、気道から排出されやすくしてくれます。このように塩は、ゴミが生産される量を抑え、排出しやすくしてくれるのです。したがって、「気管支ぜんそく」を筆頭に、各種アレルギーの患者さんは特に、塩をとるべきなのです。

水のデトックス効果の高さも、塩に引けをとりません。体内ではささいなことがきっかけで、「ブラジキニン」「キニン」などをはじめ、何種類もの「発痛物質」がつくられています（126ページ参照）。それらを洗い流してくれるのが「水」です。

このような**「塩」と「水」がタッグを組んだ「ミネラル水」**は、脳脊髄液をはじめ、人体に備わっているデトックス機能を援護射撃してくれる、頼もしい存在です。

健康に良い塩・良い水の見分け方とは？

「塩」の歴史はドラマチックです。日本は湿度が高く、平地面積が小さいため、「塩田で塩を結晶させる」という製塩法だけでは、安定供給が難しい……。そこで昔から「海水を煮詰めて製塩する」など、試行錯誤が重ねられてきました。

１９０５年から日本では「塩専売法」が施行され、国によって安定供給がはかられてきました。転換点は、１９６５年に「イオン交換膜法」（電気を利用して海水から塩化ナトリウムを取りだすという工業的な方法）が開発されたこと。その６年後には「塩業近代化臨時措置法」が制定され、この製塩法にほぼ全面的に切り替えられます。しかし、「塩化ナトリウムという精製度の高い塩だけを食用にするのか」という意見も増え、反対運動が広まります（その運動から「赤穂の塩」「伯《は》方《かた》の塩」が生まれました)。

そして1997年、92年間も続いた「塩専売法」が廃止され、新規に「塩事業法」が施行。現在では塩製造者も増え、さまざまな製法で塩がつくられています。**せっかくですから良い塩を選びましょう。**今回スーパーやコンビニ、通販で約20種類の塩を入手し、調査しました。次の事柄については、惑わされないでください。

惑わされてはいけないポイント

❶「ヘルシーそうなキャッチフレーズ」

「海の恵み」「自然乾燥」「シンプル」「□□県の海水を100%使用」「四百年の伝統を誇る△△の塩」「自然の風と太陽熱で蒸発結晶させた塩」etc……。

❷減塩しお

塩化ナトリウムを2分の1にし、塩化カリウムを加えることで、塩分を通常の2分の1にカットした「減塩しお」があります。カリウムもとりすぎれば害になります。自然の食品から摂取する分には過剰症は起こりませんが、「減塩しお」はカリウムの含有量が高いので、ミネラル豊富でも注意が必要です。

❸「あらじお」「粗塩」「荒塩」

これらの言葉には「にがり添加」「粗い粉砕」「雪片状《せっぺん》」などの意味があるだけです。

では、いったい何を選べばよいのでしょうか？

まず自然塩の中でも、岩塩ではなく**「日本近海からとれた海塩」**を探しましょう（日本では岩塩はほぼつくられていません。また「日本人の体質に合うのは、やはり日本産のもの」と考えられるからです）。

そして、成分表示を見て、「海水の成分組成に近いもの」を選びましょう。「たばこと塩の博物館」公式サイトによると、海水の成分構成比は次の通りです。

「塩化ナトリウム77・9％、塩化マグネシウム9・6％、硫酸マグネシウム6・

1％、硫酸カルシウム4・0％、塩化カリウム2・1％、その他」

これに類似したミネラル分の割合の自然塩をとることが、エナジーフローを整えるコツです。なぜなら、このような海水のミネラルバランスと、人体の細胞内の理想的なミネラルバランスは、類似しているから。したがって外からとる塩も、同じようなミネラルバランスが良いのです。

1つ目の判断指標は**「塩化ナトリウム」の量**（＝食塩相当量）。精製塩は、90％以上のものが大半です（＝100gあたりに90g以上含まれているということ）。

2つ目の判断指標は**ミネラル成分（「マグネシウム」「カルシウム」「カリウム」など）が豊富かどうか**。「塩化ナトリウム」以外のミネラル成分が含まれていないものは〝論外〟です。大手メーカー製の塩の栄養成分表示は次の通りです（いずれも100gあたり）。

◆A社【塩化ナトリウムしか含まれていない】

食塩相当量（塩化ナトリウム）…99・0g

◆B社【「あら塩」という表記あり】
食塩相当量（塩化ナトリウム）…98・3g
カリウム…140mg／マグネシウム…59mg／カルシウム…47mg

◆C社【「にがりをほどよく残した」という表記あり】
食塩相当量（塩化ナトリウム）…95・5g
マグネシウム…100～200mg／カルシウム…50～200mg／カリウム…10～150mg

では、どんな塩が良いのでしょうか？

成分表示を見て「好きな銘柄」かつ「継続して入手できるもの」を選ぶのがベスト。最初は規模が大きい店舗の「塩」専門の取り扱い棚に、足を運ぶのがおすすめです。ただ「自然塩」「天然塩」と製品に表記できないことになっており、選びにくいでしょう（「良い塩＝価格帯は高め」です）。また「食用塩公正取引協議会」に認定された「しお公正マーク」が付いているものが、安心です。

ここでは、2つの推奨銘柄をご紹介しておきます。各通販サイトでも取り扱いがあるので、自然塩の中でも比較的入手しやすいでしょう。また前ページで見たA～C社の精製塩より、ミネラル成分の含有量が1桁多いことに驚かれるはずです。

◆粟國《あぐに》の塩

食塩相当量（塩化ナトリウム）…73・4g

マグネシウム…1660mg／カリウム…480mg／カルシウム…250mg

ほかにも鉄0・62mg、ホウ素0・45mg、ケイ素0・5mg。

沖縄の孤島、粟国島の海水の結晶。「本来塩がどうあるべきか」「海水に含まれる微量元素をいかにバランスよく残すか」、20年間の研究の末、生まれた塩です。

◆ぬちまーす

食塩相当量（塩化ナトリウム）…73・34g

マグネシウム…３６２０㎎／カリウム…１１４０㎎／カルシウム…４４０㎎

ほかにも鉄０・41㎎、亜鉛７３０μg、モリブデン26μgなど（モリブデンの１日の推奨摂取量は成人男性で30μg、成人女性で25μg。いかに優秀な塩かわかりますね）。

特筆すべきはミネラル分の豊富さです。２０００年には「ミネラル14種類含有世界一」としてギネスブックに認定され、２００２年には「ミネラル21種類検出」としてギネス記録を更新しています。

あなたもお気に入りの銘柄を探してみてください。

水は、市販の日本製ミネラルウォーターでいい

水は、基本的には水道水ではなく「日本で採れたミネラルウォーター」（深層水でも可）がおすすめです。外国製の硬水はおすすめしません。ミネラル成分が豊富であるがゆえに、カルシウムの沈着を引き起こし、関節症の原因となりかねないからです。

脳脊髄液を保つ「ミネラル水」のつくり方

ここで、ミネラル水のつくり方をご紹介します。

良い水と塩を揃えたら、**1ℓの水に1～2g（塩2g＝小さじ3分の1よりやや少なめ）の塩を溶かします。これを1日2ℓを上限に、小分けにして飲みましょう。**

つまり、ミネラル水からとる塩の1日の摂取量は、2～4gです。**良質のミネラル豊富な塩は、とりすぎた場合は体外に排出されます。**また、水に塩を完全に溶かさない状態でも効果は期待できます。

心臓疾患や腎臓疾患のある方、高血圧の方、60歳以上の方は、最初は塩を規定量（1ℓの水に1g）の4分の1にしてください。体調に異変がなければ、3週間後に「1ℓに1g」になるよう、徐々に増やしてみましょう。

ミネラル水の血中濃度を一定に保ち、最大限の効果を得るためには、「２００㎖（カップ1杯分＝牛乳瓶1本分）」を10回に分け、等間隔でとるのが理想的です（例：①起床直後　②朝食後　③朝と昼の食間　④昼食前　⑤昼食後　⑥⑦昼と夜の食間に2回　⑧夜食後　⑨入浴前　⑩就寝前）。

しかし実際は「可能なときに、できるだけ多く飲む」という方針でミネラル水をとるのが現実的でしょう。ミネラル水の効果的な摂取シーンは、次の通りです。

- **起床後**……就寝中の脱水状態が解消される
- **食事前**……内臓が活性化され、消化吸収がスムーズに行われる
- **運動の前後**……筋肉の収縮が助けられたり、疲労回復や細胞の修復が促される
- **就寝前**……脳脊髄液の脳でのデトックス効果が高められ、睡眠の質が良くなる

外出が多い人の場合、小さなケースに塩を詰め（マイ塩）、携帯するスタイルをおすすめします。出先で買い求めたペットボトルの水や、立ち寄った飲食店の水で

「即席ミネラル水」をつくることができます。

※ミネラル水の**1日の摂取量の上限は2ℓ**です。この規定量はお守りください。

※「1日2ℓ」の常飲を続けて3週間経っても「お腹が張り続ける」という違和感が常にある場合は、念のために、中止されることをおすすめします。

※腎臓病など疾患のある方は、主治医に必ず確認・相談のうえ、摂取を始めてください。

「塩分は血圧を上げる」は、科学的な真実か？

「塩分が血圧を上げる」という〝通説〟は、なぜ広く浸透しているのでしょうか？この説を最初に唱えたのは、アメリカのルイス・ダール博士でしょう。

彼は1954年に日本の青森を含む世界の5つの地域で調査を行いました。その結果、塩分摂取量が多い青森県で、高血圧の発症率が高かったことから、「塩分のとりすぎ＝高血圧を招く」と主張したのです。

1972年には、同じくアメリカのジョージ・メーネリー博士が、ラットで実験を行います。「毎日20～30g（人に換算すると厚生労働省の推奨値の約63倍にあたる500g相当）の塩を摂取させたところ、10匹中4匹が高血圧になった」という論文を発表。

「塩分の過剰摂取＝高血圧の犯人」という説が一気に広まります。

しかし1984年、高血圧研究の権威である青木久三氏（元名古屋市立大学教授）が、メーネリー博士の説を覆します。

「ラット10匹中、なぜ6匹が、塩分過剰でも高血圧にならなかったのか」という疑問から「排泄と高血圧の関係」を研究。**「塩分過剰でも、体外に排出できれば血圧は上がらない」**という事実を突き止めます。

そして1988年には、ロンドン大学が大規模疫学調査「インターソルトスタディ」を実施（日・英・米など32か国の1万人が対象）。その結果、**「1日の塩分摂取量が6～14gの人には、塩分摂取と高血圧に相関関係はない」**とわかったのです。

その後も、塩分と高血圧についての論文が次々と発表されましたが「塩分を控えれば血圧は下がる」という結果は見当たりません。

そして2014年、アメリカ高血圧学会誌に発表されたニールス・グラウダル博士の論文によると、「最も好ましい健康結果」が出た塩分摂取量は、アメリカの推奨基準を大幅に上回る6・7~12・6gだったのです。

「塩が血圧を上げる」という〝健康常識〟は、そろそろアップグレードしましょう。

※食塩をとると血圧が上がる「塩感受性が高い人」は、人口の約1割存在するとされます。ただ、自分の塩感受性が高いかどうか、簡単には検査できません。

「冷え性」も脳機能の低下が原因だった！

「冷え性の予防、改善のために温かい飲み物を飲むこと」を習慣化している方がいらっしゃるかもしれません。

確かに就寝前に温かいものを体内に取り込むと、副交感神経が優位になってリラックスし、スムーズに入眠できる効果が期待できます。

とはいえ、「冷え性対策」としての温かい飲み物の常飲はおすすめできません。

特に**エナジーフローを調整する目的でミネラル水を飲む場合、水は常温水の使用を強くおすすめします**（塩をなるべく溶かしたい場合は、少量の湯で塩を溶いてから、常温水で薄めるとよいでしょう）。

なぜなら「煮沸するなど水を温めすぎると成分の組成が変わり、水本来の機能が低下する」と説く専門家もいるからです。そして「常温の水を飲むほうが、冷え性が改善されやすくなるから」です。

「いったい、なぜ？」

この理論は、逆説的に聞こえることでしょう。ここでは人体のメカニズムから、わかりやすくお話ししてみます。

冷え性に関係が深い脳の部位は、「視《し》床下部《しょうかぶ》」というところです。ここでは、体温調節が行われています（視床下部は、脳の中でも非常に重要な部位で、ほかには交感神経と副交感神経、ホルモン分泌などの機能を統括しています）。

視床下部の体温調節の仕組みは「エアコンの自動調節機能」と類似している、とイメージしてみてください。「自動調節」とは「いったん設定された適温（セットポイント）」に保ち続ける、という機能です。

視床下部は、設定された適温に近づけるため、体内でつくる熱量と、体外に放出する熱量のバランスをとっています。

つまり「寒い環境下では、熱を逃がさず、体内で熱をつくる反応」を全身に起こさせます。反対に「暑い環境下では、熱を逃がす反応」を全身に起こさせます。

冷え性とは、このような働きを視床下部がうまくできなくなっている状態なのです。その原因の多くは「神経伝達のトラブル」にあります。

視床下部の働きが鈍っている状態で、外から温かい飲み物をとった場合。体は一時的に温められることになりますが、視床下部の機能は低下したまま。それでは、余計に視床下部を〝甘やかす〟ことになってしまいます。ですから、なんらかの策で視床下部に働きかけ、役割を思い出させて働いてもらう必要があります。

そのために、常温のミネラル水を飲み、脳脊髄液で神経伝達を良くして、視床下部にアプローチすることが大切なのです。

なお冷え性以外の人にも、常温水でミネラル水をつくることをおすすめします。なぜなら**水を温めすぎると成分の組成が変わり、水本来の機能が低下する**からです。

コラーゲンだけでは美肌になれない

「肌をプルプルにしたい」、つまり「肌にハリ、ツヤ、潤いを与えたい」という思いから、コラーゲンを飲んだり食べたりする人がいます。

たとえば、コラーゲン入りのドリンクやゼリー、コラーゲン鍋etc……。

また、肌のお手入れとして、コラーゲン入りのパックや美容液などのコスメを使う人も珍しくありません。そのお気持ちは、わからなくもありません。ですが残念ながら、それらの努力はほとんど〝無意味〟に終わっています。

そもそもコラーゲンとは、たんぱく質の一種です。確かに、骨や皮膚、靭帯などをつくる成分であり、肌に弾力を与える役割を担っています。

とはいえ、口から摂取しても、皮膚にまで届く保証はありません。

たとえ肌に塗っても、肌の奥深くにまで浸透する保証もありません。拍子抜けされるかもしれませんが……。**肌をプルプルにしたいときは、コラーゲンではなく、水をまず十分にとることが大事**です。

体内が乾いて水分不足になっているから、皮膚まで乾き、ハリもツヤも潤いも失われている。そんなシンプルな理屈があります。

さらに言うと、**水には接着剤のような作用があります。皮膚を構成するたんぱく質（コラーゲンを含む）などを互いにくっつけ、皮膚を良い状態に保つ接着剤のような働きもしてくれているの**です。

もちろん、そのような水の活躍ぶりを、実際に確認するのは難しいことです。しかし、私は「〝接着剤〟として機能している状態の水こそ、液体でも固体でもない、液晶ゲル状の形態ではないか」という仮説を立てています。研究が進めば、そのような水のスゴさも、明らかになってくることでしょう。

今のところは「若々しい美肌を目指したいなら、コラーゲンではなく水を飲めばよい」という原則を覚えておいてください。

4章

実践しよう！究極の免疫セルフケア

朝、目覚めの1杯にはミネラル水をとれ！

起床直後にミネラル水を飲むメリットは、まず就寝中の脱水状態を解消できること。そして、活発に排泄が行われる「朝の体の働き」が、促されることです。

このお話をすると、よくこんな声をいただきます。

「僕は、朝は〝コーヒー派〟なんですよ。コーヒーもミネラル水も、どうせ同じ〝水分〟だから、『朝1杯のコーヒー』でも同じような効果が期待できますよね？」

残念ながら、答えはノー。

コーヒーには「カフェイン」という利尿作用のある成分が含まれています。ですから、コーヒーに含まれる水分を体内に取り込むことができても、その後、カフェインとともに体外に尿として排出されることに。つまり、「コーヒーでの水分補給」

は難しく、脱水状態の改善には不適なのです。

「では、市販のミネラルウォーターをコップに1杯ではどうですか？」

そう聞かれることもありますが、一般的な「水」だけでは力不足です。理由は「ミネラルウォーター（ピュアな水）には塩が入っていない」から。

就寝時の発汗では、大量の水分と「電解質」（イオン）が失われることがわかっています。電解質とは、水に溶けると電気を通す物質のこと。主な電解質としてはナトリウム、カリウム、カルシウム、マグネシウム……。つまり「ミネラル」の仲間が挙げられます。

電解質は細胞の浸透圧の調節や、筋肉細胞の働き、神経の伝達などの生命活動に深く関係しています。体内の電解質の濃度（塩分濃度）が下がると、筋肉が収縮してけいれんや筋肉痛、足のつりなどが起こることがわかっています。

そのような状態で水だけをとると、血液中の電解質の濃度はより一層薄まってしまいます。すると「電解質の濃度を一定に保たなければ」と体が判断し、**電解質の**

濃度を上げるために水分を尿として排出してしまうのです（このような現象を「自発的脱水」と呼びます）。のどの渇きがおさまっても、体温が上がるなど、体に異変が起こるというわけです。

つまり、**起床後の「1杯のピュアな水」は「かえって危険」**なのです。塩を足したミネラル水を飲めば、水も塩（電解質）も同時に効率よく摂取できます。

冷え性には温かい白湯よりも「常温水」を

「視床下部にアプローチすることで、冷え性の改善効果が期待できる」

このような「常温のミネラル水」の効能について、前にお伝えしました（144ページ参照）。ここでは、もう少し詳しくお話しさせてください。まず、科学的な裏付けをご紹介しておきましょう。

ドイツの栄養研究の権威、M．ボッシュマン博士らの研究では**「37℃の温水よりも常温水のほうがエネルギーの消費をより強く促す」**という事実がわかっています。常温水のほうが温水より「体温を自分で上げる働き」を回復させることができるのです。

そもそも「常温」とは何度くらいかご存じでしょうか。

「日本薬局方」（厚生労働大臣が薬事・食品衛生審議会の意見を聴いて定めた医薬品の規格基準書）によると、**10℃以下の水が「冷水」、15〜25℃が「常温」**とされています。冷たすぎることのない、ちょうどいい温度。ですので、ぜひ挑戦してみてほしいと思います。

実際、冷え性の患者さんたち10人に常温のミネラル水を継続的にとってもらったところ、10人中7人に冷え性の改善が見られました（平均4か月間継続）。

さらに、施術と筋トレをしてもらい神経伝達を良くした結果、「ホルモンバランスの乱れを指摘されていたが、整った」「肌につやが出た」という報告も7人から受けました（平均3か月間継続）。長く続けた人ほど、冷え性改善の効果は顕著でした。

ここまで書いても……、「冷え性」について「深刻な病気ではない」ととらえている人がいるかもしれません。しかし、冷え性を軽く見すぎることは危険です。

冷え性の場合、手足の冷え以外に、肩コリや関節痛、便秘、下痢、膀胱炎、不眠などを発症しやすくなります。また**冷え性を放置すると「低体温」（深部体温が35℃以下になる状態）に移行しがち**です。

低体温になると免疫は急激に下がり、震えや意識障害、錯乱などが現れ、最終的には呼吸停止などへと至ります。また、自律神経失調症の発症リスクも高まります（この病気も、視床下部にまつわる病気だからです）。

常温のミネラル水で、視床下部が正常化するよう、働きかけていきましょう。

スポーツドリンクより「水＋塩＋レモン」

「運動や、日常生活で失われた水分やミネラルを、効率よく補うための清涼飲料水」それがスポーツドリンク（スポーツ飲料）。ですが、それを上回る健康効果を期待できるミネラル水の「レモンちょい足しバージョン」を、つくってみませんか。

このドリンクのメリットは、**①糖分の摂取を抑えられる点** **②レモンに含まれるクエン酸も摂取できる点**です（クエン酸にはむくみ解消効果、疲労回復効果あり）。

レモンの皮に残留した防カビ剤（防ばい剤）が気になる人は「国産レモン」を選んでください（防カビ剤とは輸入の際に使われる薬剤だからです）。さらに「無農薬」と表示されたレモンを選べば農薬の心配もなくなります。あるいは「塩もみ洗い」で、農薬はかなりの程度まで除去できます（ミネラルには農薬などを除去する力があるとされます）。水＋塩＋レモンの相乗効果を、ぜひ体感してください。

○用意するもの

・水（ミネラルウォーターなど水道水以外の水）……1ℓ
・塩……3g（小さじ約2分の1。基本のミネラル水より心持ち多めが良い）
・レモン……1個（市販の濃縮還元などの「レモン果汁」より、新鮮な生のレモンのほうが高い効果を期待できる）

○つくり方

水、塩、約2〜3㎜に薄切りしたレモンをよく混ぜて、完成（※24時間以内に飲みきってください）

※レモンの塩もみ洗い

①ボウルに塩を大さじ2〜3杯入れ、水を少量加えてペースト状にする
②レモンを①に入れ、手でしっかりとこすり洗いをする
③レモンを塩のペーストで薄くまんべんなく覆い、約15分放置したのち、洗い流す

風呂上がりのビールと一緒に「つまみ塩」

「風呂上がりのビールがやめられない」という人は、多いものです。禁欲的になりすぎず、適量を守り、できれば休肝日を設けて適度に楽しみましょう。

アルコール摂取で気を付けたいのは「何を肴《さかな》（おつまみ）にするか」という問題です。特に外食時には「おいしさ優先」でメニューを選んでいると、揚げ物、おむすび、ラーメン……。それではメタボ街道まっしぐら。良質なたんぱく質、そして繊維（野菜、海藻、きのこ類など）を、選ぶようにしたいものです。

もちろん、肴にも自然塩を取り入れるのが松本流。次にメニューをご提案するので、家飲みの際には参考にしてください。外食時は類似のメニューを頼み、携帯した「マイ塩」をこっそりかけるのも手です（可能なら「ドレッシング類は抜きで」と注文時に店員さんに相談できれば理想的です）。

①枝豆＋塩…どんなお店にもある鉄板メニューの1つ
②豆腐＋塩…「豆腐に塩をかけて食べる」という習慣が、昔から伝わっている
③トマト＋塩…トマトの成分が、アルコールの代謝を促すことがわかっている
※いずれも、「塩」＝「自然塩」を指す

また、「塩」だけを肴にするのもおすすめです。そもそも戦国時代から、「塩」を肴としてたしなむという習慣があったそうです。特に上杉謙信は、塩や味噌、梅干しなどを肴として好んだのだとか。そして江戸時代になっても、肴として塩は重用され続けます。

升《ます》で酒を飲む際、そのふちに塩を盛るスタイルは、現代でも受け継がれていますよね。ですから、肴として「塩のみ」を選ぶのは、理に叶っているのです。

カクテル（ソルティードッグやマルガリータ）でも、グラスのふちに塩を塗ります。

これは、「塩味を舌で感じることで、酒を甘く感じる」という味覚上の効果を狙ったものだそうです。もちろん、ビールなどにも合うので試してみてください。

塩には脳脊髄液を増やす効果が期待できます。また、アルコール分解を促したり、飲酒後の脱水を防いだりするためにも、**「飲酒量と同量以上の水」**をとってくださいね。

「白湯」と「ひとつまみの塩」がグッと深い睡眠を生みだす

「次の日のために早く眠らなければいけないのに、スムーズに入眠できない」

「眠りが浅くて、翌日も頭がスッキリせず、全身の疲れが抜けない」

　こんな声をよく聞きます。その一因として考えられるのが、入眠ギリギリ寸前までのスマホやパソコンの使用です。

「液晶画面から発せられるブルーライトが、『睡眠ホルモン』と称される『メラトニン』の分泌に悪影響を及ぼし、睡眠の質を低下させている」と警告している専門家もいます。就寝時間の1時間前には、デジタル機器の電源を切ることが理想です。

「早く眠りたいからナイトキャップを1杯飲んでいる」という人もいます。

　確かに寝酒は気持ちいい。それは、私もわかります。しかし、お酒で誘発した眠気は、人間本来の自然な睡眠のリズムを大きく崩します。

人は「レム睡眠」（浅めの眠り）と「ノンレム睡眠」（深い眠り）を交互に繰り返す、という事実は皆さんもご存じでしょう。アルコールを飲んだ後は、「通常のレム睡眠よりも深い〝レム睡眠〟」が訪れ、その反動で、その後のサイクルでやってくる「レム睡眠」が、うんと浅くなってしまうのです。


ではいったいどうすれば、手っ取り早く深い睡眠を得られるのでしょうか？

おすすめは、やはり「塩」と「水」です。「1杯（約200㎖）の白湯（90℃前後）を飲み、ひとつまみの塩をペロっとなめるだけでOKです。ちなみに白湯のつくり方は、やかんで水を沸かし「多少ブクブク沸きかけ」の時点で火を止めて完成です。

塩に含まれる鉄やマグネシウムといったミネラルは、睡眠ホルモン「メラトニン」の分泌を強力に促してくれます。また**温かい白湯が自律神経に働きかけ、副交感神経が優位になるよう導いてくれます**（冷え性対策としては常温水が有効ですが、入眠対策としては白湯を推奨します）。

後頭部に触れるだけ！自律神経を整えるセルフケア

手技によって自然治癒力を導き、健康を回復する治療法「オステオパシー」。頭蓋骨への専門的な施術も行う点が、整体とは大きく異なります。もちろん、頭蓋領域の解剖学を理解していない施術者が行うのは危険なこと。

でも「これなら、セルフケアとして行えるのではないか」というテクニックがあります。その名は**「第４脳室圧迫テクニック」（ＣＶ４とＥＶ４）**。脳脊髄液の生産を促す、非常にメジャーな手技です。

実際、多くの偉大な施術者たちが、「オステオパシーのテクニックの中で、１つ選ぶとすればこれ」と、異口同音に挙げる手技で、「簡単な割に、大きな効き目が期待できる」レバレッジ効果の高いテクニックです。

やり方は、極めて簡単です。**「後頭部の下」（耳の横のラインの延長線上の、少し出っ張った部分）に両手を重ね、優しくホールドするだけ。**リラックスして眠るときのように「呼吸しやすい」「深い呼吸になる」と感じることができれば終了です。「力を入れすぎないこと」「長くやりすぎないこと」がポイントです。頭の表面にごく軽く触れる程度で十分（1日のベ5～10分程度）。それだけで頭蓋の膨張や収縮が正常化します（頭蓋骨は、表面につながる筋肉の引っ張りや、表面にある膜の異常などが原因で、ゆがむことがあります。それが、さまざまな機能障害を引き起こす一因となります）。

また、脳脊髄液の循環も改善され、免疫はアップ、エナジーフローも整います。

応用形としては、座った姿勢で「壁」や「椅子の背もたれ」に寄りかかり、「後頭部の下」を刺激する方法も有効です（手を軽く添えてもかまいません）。

さらに、この動きをすると自律神経がひとりでに整ってくれるため、「原因不明の不調が、気付くと解消していた」という声を、患者さんたちからよく聞きます。

特に副交感神経を優位にする効果があるので、寝る前に行えると理想的です。

自律神経を調整する「後頭部の下さわり」

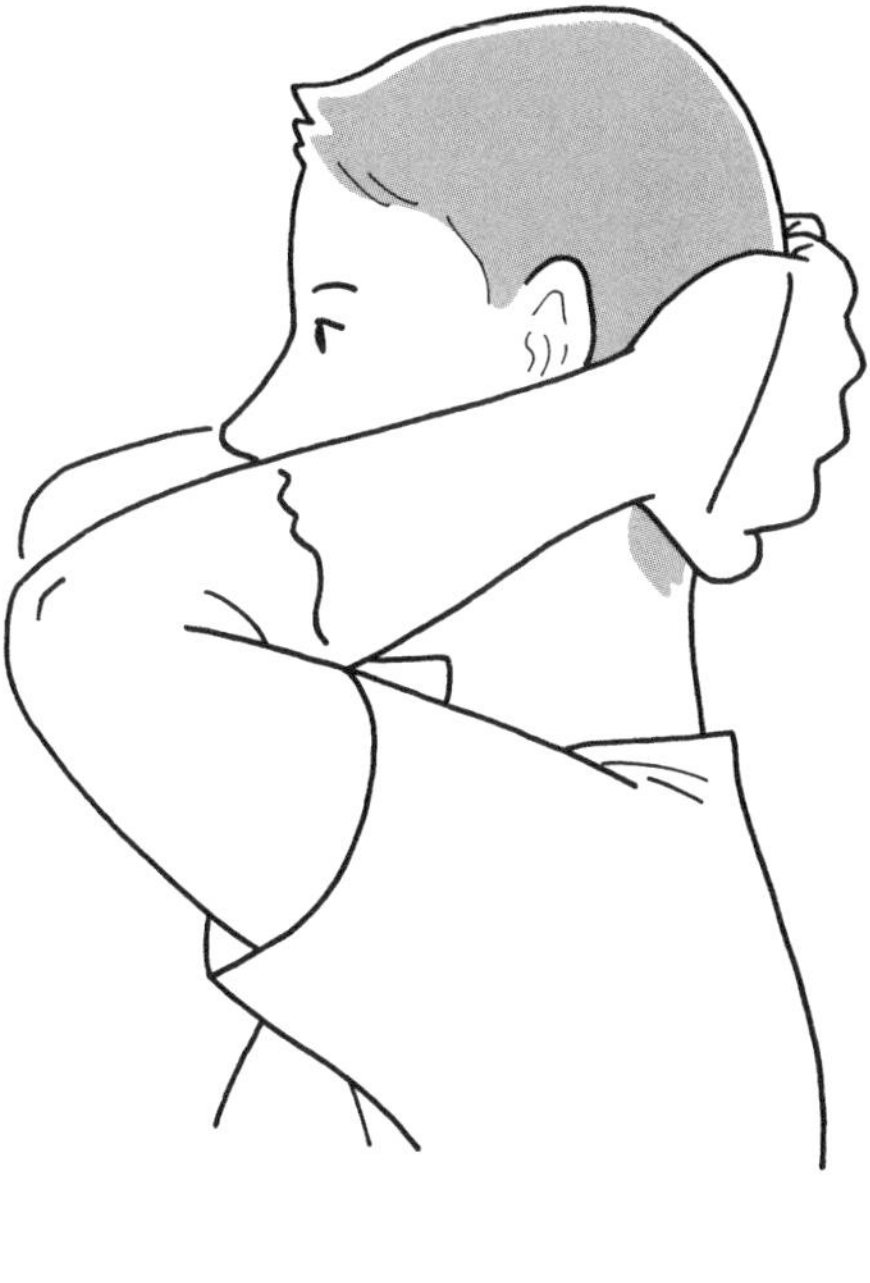

『ドラえもん』の「のび太」がやるように
椅子の背もたれに寄りかかって行うのも有効

日本の漫画では「部屋に寝転び後頭部に手を当て、昼寝をしている」という登場人物をよく見かけます。

「グータラ」のように見えますが、実は「自律神経が整う最高のリラックスポーズ」だと保証します。

脳の衰えを感じたら、3秒間「片足立ち」をする

「かかし」のように両手を広げ、片足で立つ。その姿勢を3秒キープする（できれば目を閉じる）。これが、推奨したいセルフケアの1つ、「片足立ち」です。

この動作ができなければ、パフォーマンスが下がっている証拠。落ち着いて、練習してみましょう。

片足で3秒以上、できれば30秒ほど姿勢をキープできれば最高です。

「片足立ち」では、脳を活性化することが可能です。その理由をお話ししましょう。

「自分の姿勢が保たれている（崩れている）」と感じるのは、主に視覚、三半規管。そして全身にある「固有受容器」が脳に送る**「固有知覚情報」**が関係しています。

「固有受容器」とは、皮膚や腱、筋、靭帯などに存在しているセンサーのようなも

の。だから、いくら筋力が向上しても、脳と固有受容器をつなぐ神経に問題があると、体の各部が感じた情報を脳にうまく伝えきれず、姿勢を保てなくなったり、体のパフォーマンスが落ちたりします。

反対に、神経が正常に働いていると、姿勢が乱れても「姿勢の崩れに対抗する筋肉の運動」「倒れる逆側に体を曲げる運動」「頭部や腕、脚の重さを利用する動き」などが生じ、姿勢を立て直すことができます（だから、神経伝達をスムーズにするために、ミネラル水の常飲が大事なのです）。

興味深いことに、姿勢が崩れそうになるときの人間の体は「元に戻ろう」と無意識に反応するようにできています。その瞬間、筋肉や骨格のみならず、脳や神経、固有受容器などが強く刺激されることがわかっています。したがって、姿勢が崩れそうになる状況をあえてつくり、姿勢を保とうとするトレーニングは有効なのです。

よろめいた姿勢を立て直そうとする瞬間、前頭葉や小脳、三半規管、前庭神経などが活性化しています。これらは加齢とともに衰えやすい部位なので、「かかし立ち」で刺激を与え、鍛えたいものです。

脳を活性化する「片足立ち」

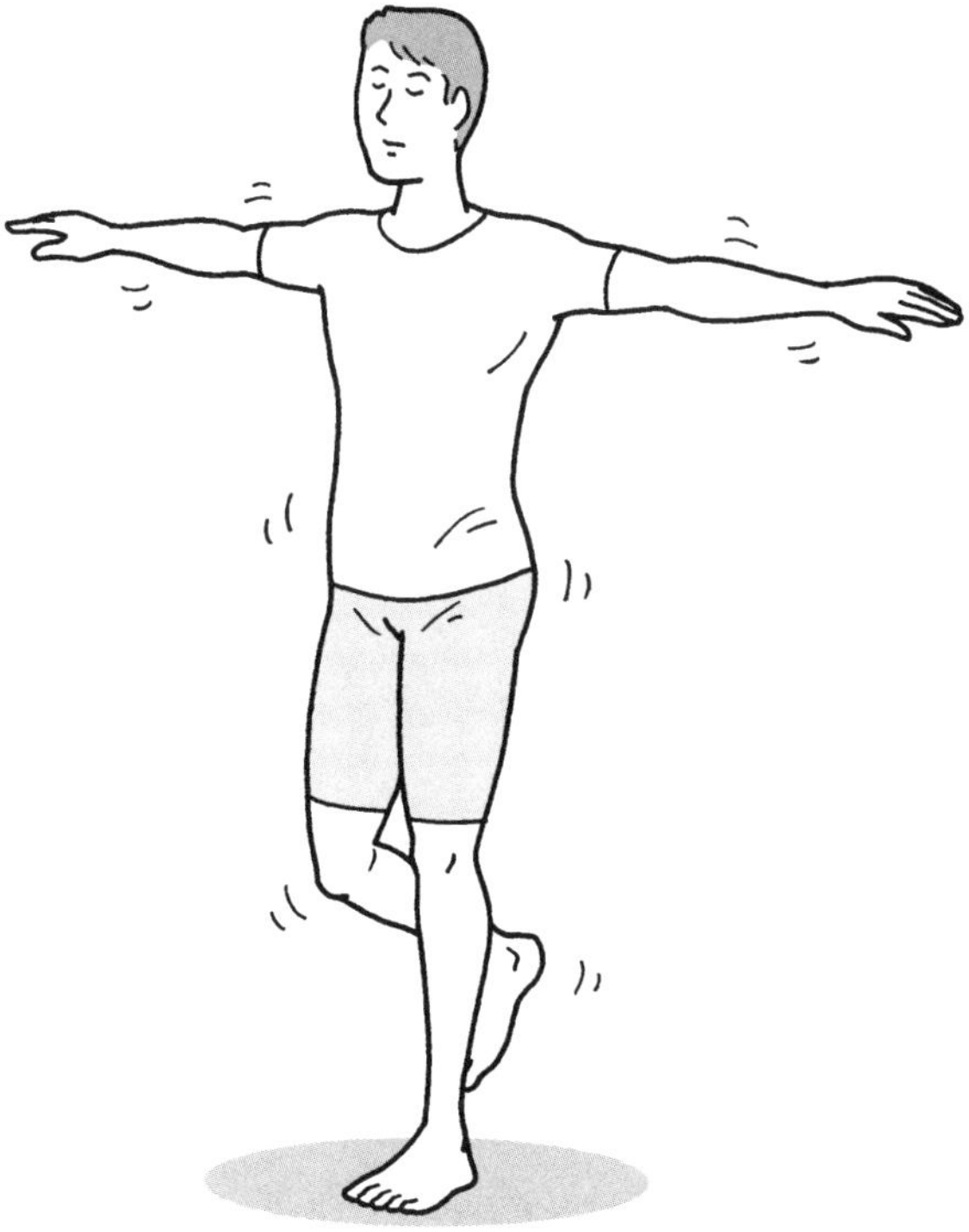

神経スイッチングの調整法❶

原因不明の症状が、「大の字」「ハイハイ」「ワニ歩き」で改善

「この症状の理由は何か？」「私の体は、なぜいつも△△△になるのか？」

このような疑問を抱えている人へのお話です。

たとえば、「なぜか手足がマヒする」「いつも内股になりすぎて全身の姿勢が悪くなる」「寝たときに、脚が自然と特定の方向に向いてしまう」「右を向いているつもりで左を向いてしまう」「足を上げるつもりが手を上げてしまう」「あおむけとうつぶせの違いがわからなくなる」「鏡文字を書いてしまう」……。

これらの現象は、専門用語で「神経学的統合不全」と言います。目などの固有受容器が、中枢神経のシステムの解釈とは矛盾した情報を、脳に送ってしまうことが原因だと考えられています（結果的に「脳機能が低下した状態」とも表現できます）。

これらは、薬などで治せるものではありません。しかし「体を動かす」という末端からのアプローチで、神経に働きかけ、脳を整えていくことは可能です。

私の整体院でも、前に挙げたような症状の患者さんには「ハイハイ」や「ワニ歩き」を行うことをおすすめしています。

「赤ちゃんが行うハイハイを、大人がなぜ?」「まるで子供の遊びのようだ」

そう感じる人がいるかもしれません。しかしこの2つの動きは、調子を崩した大人の脳にも好影響を与えてくれます。その理由は、発生学を知るとよくわかります。

「ハイハイ」「ワニ歩き」を大人が行う、ということは「子供が大人になる過程」を脳がおさらいすることになります。同時に「生物の進化の過程」も、脳がおさらいすることになります。こういった**「過去の復習」が、現在起こっている神経にまつわる問題を調整してくれる**のです。

子供が大人になる過程には、さまざまな段階があります。

たとえば、運動面で言うと、「寝返り」「座る」「立ち上がる」「ハイハイをする」

「歩き始める」というプロセスがあります。これらの一連の運動は「できて当たり前」ではありません。実は非常に難しいことをやってのけているのです。なぜなら体を動かすには「脳のさまざまな部位を同時にコントロールしなければいけないから」です。

だから子供は、まるで階段を1段1段上るかのように、ステップを踏んで運動を体得していくのです。

どの段階にも、特有の神経伝達のルートがあります。ですから、なんらかの理由でステップを1つ飛ばした場合、その時期にマスターすべき体の動きを体得できない、つまり**「活性化しておくべき神経伝達のルートが弱いまま」**になってしまうのです。

たとえば、「ハイハイをせずに（ハイハイの時期が極端に短いまま）立ってしまった赤ちゃん」などの事例を聞くことがあります。

親としては「成長が早い」とうれしくなるかもしれません。しかし、それは「履修すべきカリキュラムを1年分はしょって卒業してしまった医学部生」のようなもので（実際にはそのようなことは不可能ですが）、あとから自分が大変困る、非常にまずいことなのです。だから、幼児期に存分にしておくべきだった「ハイハイ」「ワニ歩き」を行い、「過去を復習」することで、現在の神経伝達にまつわる問題が解決することがよくあります（ただし、「実際、幼少期にどの動きをしていなかったのか」などと悩む必要はありません）。

ここでお伝えしておきたい発生学のトリビアがあります。19世紀ドイツの発生学者、エルンスト・ヘッケルが唱えた「反復説」です。

反復説とは、簡単に言うと「1つの生物が発生するとき、その生物がそれまで（ときには何万年もかけて）進化してきた過程に沿った形で変化する」という説です。

たとえば、哺乳類の心臓は「魚の心臓→両生類&爬虫類の心臓→哺乳類の心臓」というプロセスを経ます。最初から「哺乳類の心臓」ができるのではありません。

またヘビは卵の中にいるとき「一時的に脚が現れ、その後消失する」という過程を踏んでいます。最初から脚のない姿がつくられるわけではないのです。

このような事実から「進化のプロセスのステップとは、丹念にたどるべきもの」という生命の原則がうかがえます。ですから、今哺乳類である私たちが、先祖返りをして、「ハイハイ」(四足歩行)、「ワニ歩き」(ナンバ歩き)を「やり直す」ことには、大きな意味があるのです。

さらに言うと、これらはお子さんにも有効です。学校などの集団でモジモジしたり、椅子に座っても落ち着きがなかったり、授業中でも立ち歩いてしまったりするお子さんに、ぜひ試してあげてほしいと思います。

「ハイハイ」の行い方

①床に四つんばいになる。顔を上げ、ほんの少し上へ向ける(背中や首が丸まったりしないよう、斜め上を見る)

②ハイハイの姿勢で進む(スペースがない場合は「進んだあとに戻る」スタイルでもOK)

※「ストレートネック」(頸椎《けいつい》が本来あるべきゆるやかなカーブを失い、首がまっすぐに近い状態になること)の改善にも役立ちます。

神経スイッチングを調整する「ハイハイ」と「ワニ歩き」

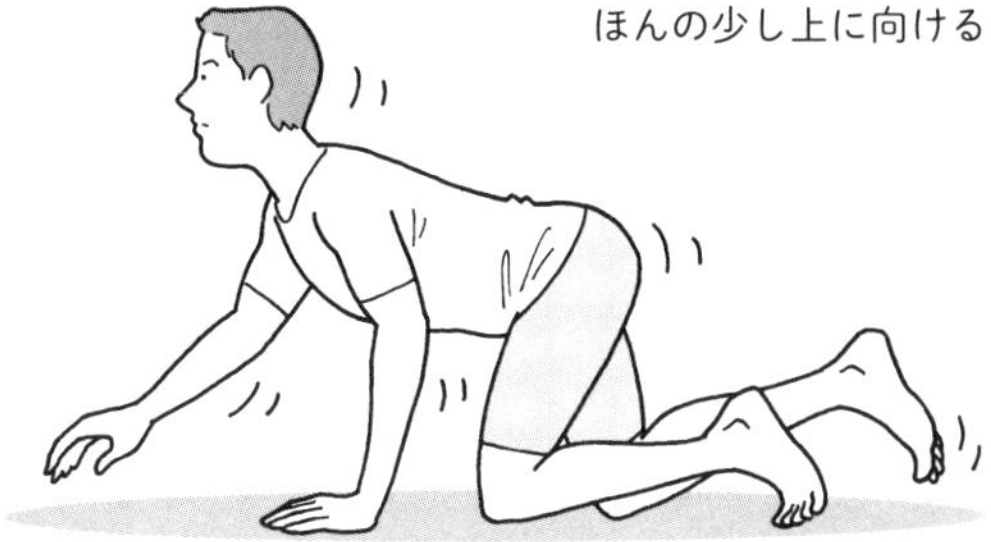

「ハイハイ」は顔を
ほんの少し上に向ける

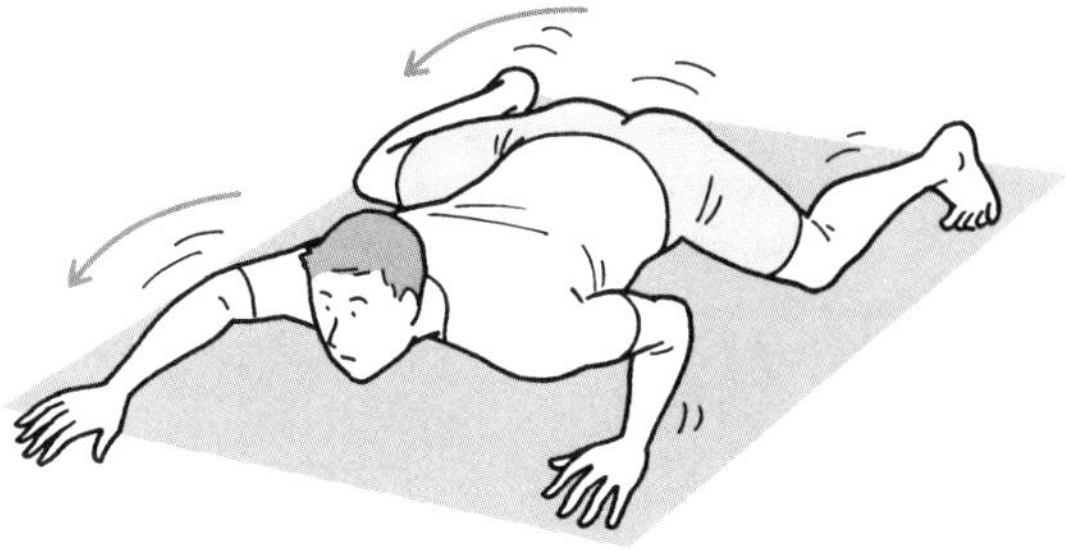

「ワニ歩き」は上半身と
下半身の連動を意識する

「ワニ歩き」の行い方

①床にうつぶせになり、胴体が床につかないよう、手足だけで体を支える

②「右手と右足」「左手と左足」という組み合わせで手足を動かし、前進する（ナンバ歩きを寝転んで行い、進んでいくイメージ。上半身と下半身の動きがスムーズに連動するよう意識する）

「あおむけ大の字体操」という簡単な動きもおすすめです。

背中に、何かが当たる（触れる）とイヤなお子さんが、毎日、床に寝転んで「大の字で両手両足をゆっくり広げて閉じる動き」を続けていくと、落ち着きが出てくることがあります。これは母親のお腹にいる時期から残存している「ガラント反射」を、解消することができるからです。

「この子は落ち着きがない」と決めつけるのではなく、「過敏さの裏には神経的な問題がひそんでいることもある」ととらえてください。

また、どこでもできるケアとして**「目をグルグルと動かすこと」**が挙げられます。**「目とは飛びだした脳」**と形容されるくらい、目と脳は密接に関わっています。

つまり「眼球」とは、ビー玉のように取り外しや取り換えが可能なものではなく、脳から直接飛びでた脳の一部なのです（実際、発生学ではそのように説かれています）。

だから自分の意思によって「目を動かすこと」で、本来はコントロール不能である「自律神経」にまでアプローチし、結果的に整えることができるわけです。

自律神経が整うと、免疫はアップし、慢性症状・原因不明な症状が改善、解消されやすくなります。

神経スイッチングの調整法❷

鎖骨の下、鼻の下を刺激するのも効果大

次の2つのケアも、連続して行うことで、神経伝達にまつわる問題が改善されます。

「鎖骨の下こすり」(筋膜活性化エクササイズ)の行い方

①おへそに右手のひらを当てる
②左手の「親指」と「人差し指&中指」でV字をつくって、鎖骨の下を20秒間、上下に小刻みに10~20回動かして、刺激を与える。その後、左手をおへそに当てる
③①~②を、左右を変えて行う
※ウイルス対策のケアにも↓202ページ

神経スイッチングを調整する2つの「こすり方」

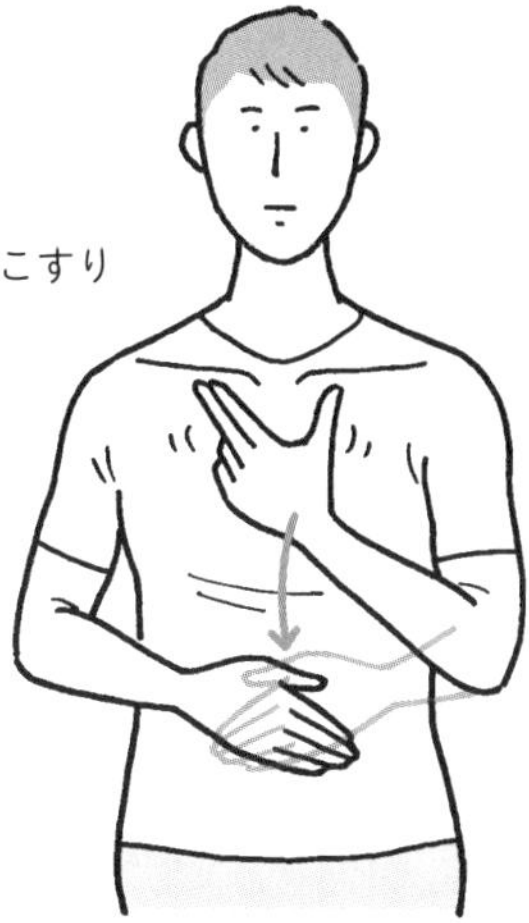

鎖骨の下こすり

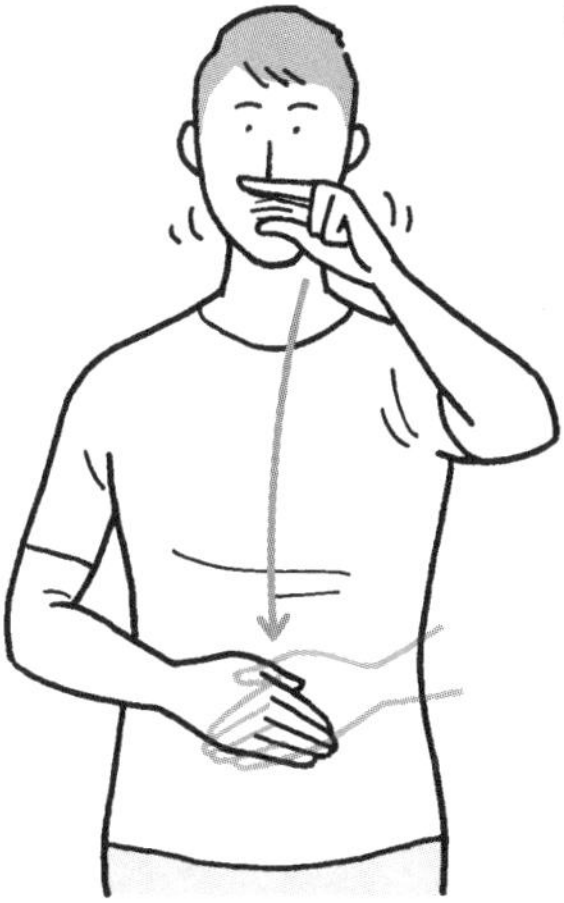

鼻の下こすり

「鼻の下こすり」の行い方

①おへそに右手のひらを当てる
②左手の「親指」と「人差し指&中指」でV字をつくり、唇を挟むように置く。20〜30秒間、左右に10〜20回動かし刺激を与える。その後、左手をおへそに当てる
③①〜②を、左右を変えて行う

ミネラル水の吸収率がアップするエクササイズ

「ミネラル水を常飲しているのに、いまいち効果が実感できない」

「水を飲めば飲むほど、むくむだけ」

そう感じるときに、おすすめのセルフケアがあります。ミネラル水の吸収率を高めてくれる「歯裏刺激&耳下腺《じかせん》さすり」です。いつでもどこでもできる動きなので、こまめに試してみてください。ミネラル水をとる前に行うのが◎。ケア後は「唾液の分泌がよくなる」など、明らかな変化を感じられるはずです。

「歯裏刺激&耳下腺さすり」の行い方

①舌を、前歯（上）の裏の歯茎《はぐき》に当て、10秒間ギューッと押し付ける。同時に、

水の吸収率を上げる
「歯裏刺激&耳下腺さすり」

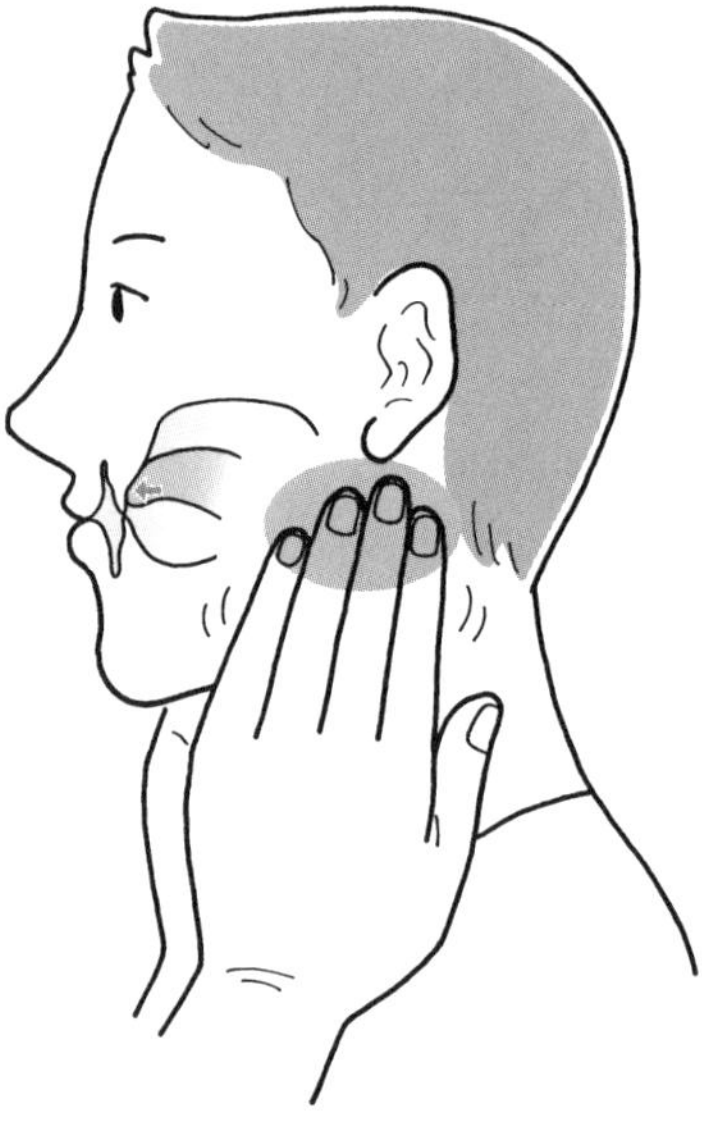

両手で耳下腺（耳の前下部から上の奥歯にかけて）を押さえ、軽く刺激を与える

②舌の位置を、前歯（下）の裏の歯茎に変えて、①と同じことを行う

本当の筋膜リリースは、「なでる・さする」だけでいい

「ロルフィング」（筋膜などの結合組織に働きかけて、体を統合するボディワーク）や「オステオパシー」で長年研究されてきた、「筋膜リリース」。現代でも理学療法士の施術に取り入れられたり、ダイエット法としてアレンジされたりしています。

健康な人でも、筋膜リリースをセルフケアに取り入れるのは、素晴らしいこと。

ここではその行い方をご紹介します。

そもそも「筋膜」とは、「筋肉を包んでいる膜」です。多層構造で、筋線維や神経、器官などともつながっています。

まるでスウェットスーツのように三次元的に全身を覆っており、「第二の骨格」とも言われます。その役割は、筋肉を保護したり、筋肉が収縮する際のすべりを良

くしたり、血管や神経、リンパ管を支えて通過させたりすることです。

体を酷使していなくても、筋膜はよじれたり、水分不足になって粘度が高くなったり、すべりが悪くなったりします。また、筋膜の1か所に問題が起こると、その悪影響は全身の筋膜へと伝わり、コリや痛み、むくみなどの症状が出ることに……。

だから、症状が出る前に自分でこまめに筋膜リリースを行うのが理想的なのです。


「松本流・筋膜リリース」のやり方は、ごくシンプル。**「自分の手で、自分の皮膚をなでる（さする）」**、それだけです。たとえば手足なら、「長い滑り台を、手のひらがスムーズに降りていくような気持ち」で、サーッとひとなでする。肩や鎖骨周りなら、「狭いエリアを何度も往復するように」なでる。リンパの流れを良くするために、（誰もいないところで）鼠蹊部《そけいぶ》を何度かやさしくさする……。

しかも着衣のまま行っても、肌に直接触れるのとほぼ同等の効果が得られます。

大事なポイントは、力加減。押さえすぎたり、圧を加えたりするのはＮＧ。むしろ「触っているかいないか、わからないレベル」「羽で触れられているイメージ」

痛くない！「松本流・筋膜リリース」

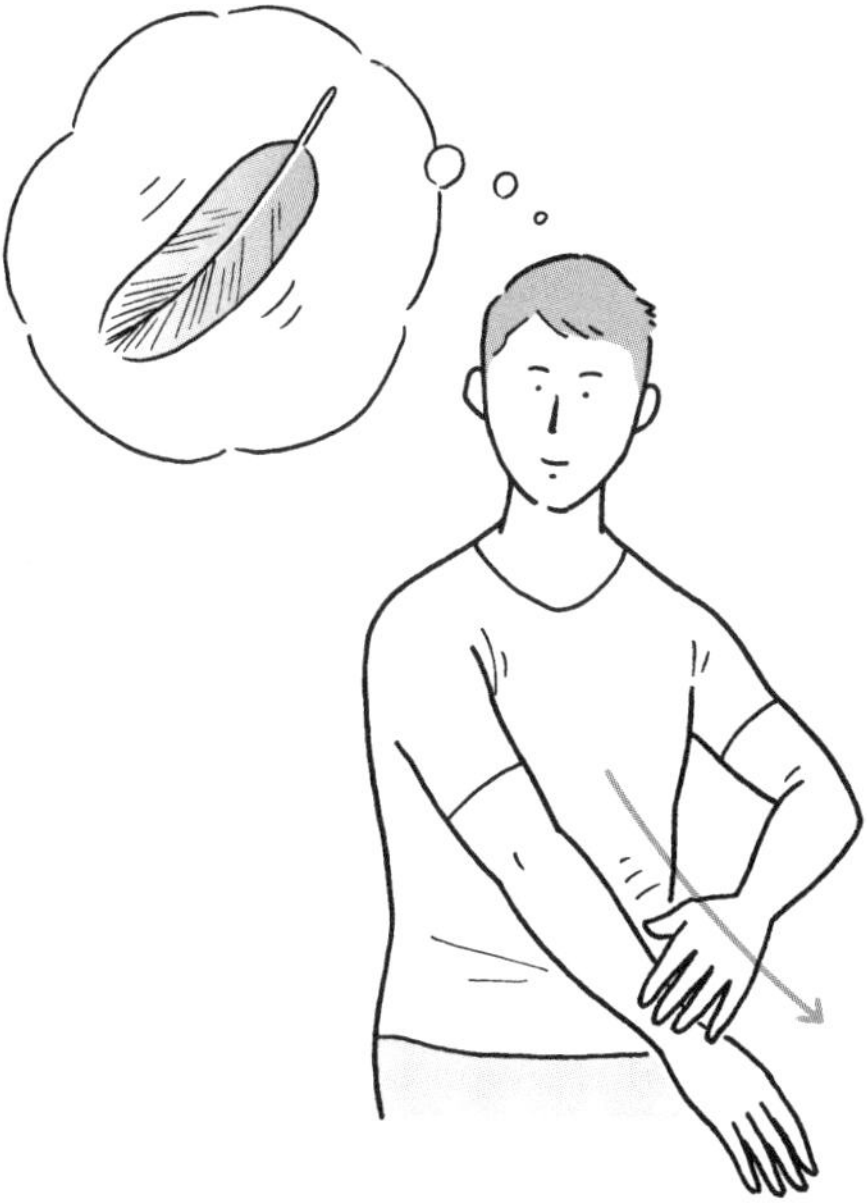

で、肌を刺激しましょう。それだけで全身の電気信号の流れが良くなり、皮膚や組織の修正が始まり、神経伝達が活性化し、エナジーフローが整います。

疲れをとりたいなら、20分間の昼寝が効く

近年、「昼寝」の効用が高く評価され「パワーナップ」（積極的仮眠）という言葉が定着しつつあります。AppleやGoogle、Microsoft、NIKEなどの世界的企業では、オフィス内に仮眠スペースや睡眠装置などが設置されているそうです。

もちろん、そのような設備で寝転び、しっかりと昼寝ができれば理想的です（あおむけの姿勢で、後頭部を刺激しながら眠れる点は、大きなメリットです）。

けれども、一般的なデスクで、席に座ったままの姿勢で行う昼寝でも、かなりの効果が得られます。しかも、「20分前後」という短時間の昼寝のほうが、1時間以上の昼寝よりもいいという事実が明らかになっています。

ここでは、ごく一般的な日本の職場にお勤めの方でもすぐ採用できる、エナジーフローを整える昼寝についてお話しします。

まず、昼寝の効用についての研究をご紹介しましょう。

ＮＡＳＡ（アメリカ航空宇宙局）の睡眠研究の実証実験では、**26分間の仮眠で認知能力が34％、注意力が54％も向上した**そうです。

確かに、昼食の直後は誰しも眠くなるもの。その一因には「昼食による血糖値の急上昇」がまず挙げられますが、それ以外に「生体リズムによる影響」もあります。

通常、人は午前２～４時頃、午後２～４時頃に眠気のピークが訪れるよう、体内時計が設定されています。ですから昼食後に眠気が訪れるのは、自然な現象です。可能であれば、その欲求に従うのが人の生理に叶っているのです。

では、なぜ「26分」という比較的短い時間で、目覚ましい効果を得られたのでしょうか？　この問題には、睡眠周期が大きく関係しています。

睡眠には「レム睡眠」（浅めの眠り）と「ノンレム睡眠」（深い眠り）の２種類があります。また「ノンレム睡眠」は、さらに４つのステージに分けられます。

アメリカ・カリフォルニア大学の神経科学者マシュー・ウォーカーの研究では、入眠後約20分で訪れる「ステージ2」で、脳内の「キャッシュ・メモリ」(一時的に保管された情報)がきれいにされたり、「ワーキング・メモリ」(一時的に情報を脳に保管して、処理する能力)が強化されたりすることが明らかになりました。そのおかげで、頭がスッキリするというわけです。

けれども仮眠が30分以上に及ぶと、「ステージ4」へと進み、深い眠りになります。すると、目覚めた後もボーっとしてしまいます。だから、**昼寝は約20分で切り上げるのが最高**なのです。どうでしょう、あなたも昼寝をしたくなりませんか?

ただしデスクで眠る場合、「椅子に座り、前に突っ伏す姿勢」になりがち。せめて、クッションやひざかけなどをたたんで「枕」にするのがおすすめです。

そして、昼寝の最大限のメリットを享受するために、忘れてはいけないのがミネラル水! **昼寝の前後に一口以上ずつ、飲みましょう。**

昼寝の前にとることで、睡眠中の脳脊髄液のデトックス効果を促すことができます。昼寝の後にとることで、睡眠中のプチ脱水症状を解消することができます。

「いくら短くても、昼寝をしたことで、夜に眠れなくなってしまうのでは？」

よくそう聞かれますが、心配はご無用です。昼寝とは、前にもお話ししたように、体内リズムに沿った営み。ですから、夜の睡眠に悪影響を及ぼすことはありません。**むしろ、夜の睡眠の質や、翌朝の目覚めまで良くなります。**

また読者の皆さんは、どちらかというと**「睡眠負債」**を抱えている方のほうが多いはず。睡眠不足を解消するためにも、昼寝の習慣化を強くおすすめします。

夜の睡眠時間の目安は、約6時間とれれば、なんとか合格。どんなに短くても4時間半以上は確保したいもの。「これらの条件をクリアするのが難しい」という人ほど昼寝とミネラル水の摂取を徹底していきましょう。**睡眠の質も、あなたの免疫を大きく左右します。**

言わずもがなですが、昼寝の際も、夜の睡眠の際も、スマホの電源は切る（機内モードにする）、もしくは離れたところに隔離できればベストです。

お風呂の「縁《ふち》」を使って「脳脊髄液」を活性化！

前に「後頭部に触れ自律神経を調整する」というセルフケア法をご紹介しました（163ページ参照）。バリエーションとして入浴中に湯船の中で行うのもおすすめです。湯船の縁に頭を預け「後頭部の下」を意識しながら、軽く体重をかけるのです。入浴時はリラックスしているので、より大きな効果が期待できます。

「なぜ後頭部を触るだけで、ケアになるのか？」という質問をよくいただきます。

答えは「皮膚と皮膚が触れ合ったり、筋膜や骨に圧力が加わったりすることで、滞りがちだった電気信号の流れがよくなり、皮膚や組織の修正が始まり、神経伝達が活性化するから」。

つまり簡単に言うと**「皮膚をこすり合わせたり、頭の内部に圧力が加わることで、**

摩擦が起こり、微量ながら電気が生じて、流れるから」です。

そもそも私たちの体は、内部に「電気が流れること」で正常に動いています。生体反応のほとんどは、電気の流れ（電気信号）で決まる、と言ってもいいほどです。

たとえば「見る、聞く、味わう、嗅《か》ぐ、触れて感じる」といった五感は、脳で電気信号として感知され、そこから各器官への指令が「電流」という形で伝えられています。

もちろん、体内を流れる電気には強弱があり、方向性も個性も異なります。

共通して言えるのは「電気の流れ（電流）が活発であれば、その体のエナジーフローは整っている」という事実です。反対に、電気の流れが滞っている状態は、生体にとって危険なこと。だから、自分の「後頭部の下」を刺激することは大事です。

そして、電気の流れに必須なのが「ミネラル水」、つまり電解質（ミネラル）を含んだ水です。なぜなら、電解質を含んだ水がなければ発電は難しくなるからです。

だからミネラル水の常飲と、後頭部へのタッチは、ダブルで習慣化していきましょう（「長時間、やればやるほどいい」ということはないので、ご注意ください）。

手を叩いてジャンプするだけで、「背が伸びる」「骨が強くなる」

「(お子さんの)身長を少しでも伸ばしたい」「骨を強くしたい」「骨粗しょう症を予防したい」、そんな願望をお持ちの方に朗報です。

骨に圧を加える、つまり手を叩いたり、ジャンプしたりするだけで、骨の形成を促すことができます。その根拠は、故保田岩夫先生(京都府立医科大学名誉教授)が発見された**「骨の圧電現象」**にあります。

わかりやすく説明すると……。**骨は、力を加えられると骨強度を高めようとして、「骨芽《こつが》細胞」と「破骨《はこつ》細胞」が集まり、骨形成を自然に進める**のです。その仕組みは次の通りです。

骨に外から力が加わると、内部に抵抗力が生じ、骨が変形します。そして骨を形成するコラーゲン線維が互いにずれ、そこに「ピエゾ電気」が発生します（ピエゾ電気＝圧電気。「ピエゾ」〔piezo〕はギリシア語の〔piezein〕「圧す」に由来します）。

そして発生した電位の差により微小電流が流れ、その刺激により骨細胞の中の「カルシウムイオンチャンネル」が開かれます。これがきっかけとなり、次々と信号の通り道がつながり、最終的に骨形成が促進される、というわけです。


では「骨に外から力を加える」にはどうすればよいのでしょうか？

一般的に考えると、その最も身近な手段は「運動」でしょう。

運動といっても難しく考える必要はありません。その場で「ピョンピョン跳ねる」または「手のひらを合わせてパンパン叩く」だけでもよいのです。

骨密度を上げてくれるのは、カルシウム摂取や投薬という手段だけではありません。「物理的な刺激も有効」という体の原則を、心に留めておいてください。

さらに言うと、このような発電をバックアップしてくれるのは、水と塩です。電気反応を促し、増大させるためにも、日常的なミネラル水の常飲をおすすめします。

1日15分、太陽を浴びると骨が丈夫になる

「仕事が忙しすぎて、こもりがち」

そんな方にお伝えしたいのが、「日光（紫外線）に当たらないこと」の弊害です。メイクや日傘で、万全にUVカット対策をしている方も、ぜひ耳を傾けてください（光線過敏症〔日光アレルギー〕の方には、ここでの話は当てはまりません）。

日光に当たることで、体内でつくられる栄養素として「ビタミンD」があります。

このビタミンDは、食品からとることもできます。厚生労働省の調べによると、「食品からとるビタミンDの必要量の目安」は5・5㎍。しかし、「1日に必要なビタミンDの量」は15㎍。

つまり不足分の約10㎍は、太陽に当たることで生成しなければならないのです。

ビタミンDには、「カルシウムの吸収や筋肉の合成を促進する」「免疫細胞の機能を整える」など、さまざまな機能を保つための命令を伝える働きがあります。中でも「骨の合成を促す」「骨が溶けるのを防ぐ」など、骨にまつわる重要な役割を担っています。

だから**ビタミンDが足りない状態が長く続くと、骨が溶かされる「低カルシウム血症」、骨が柔らかくなる「低リン血症」、骨密度が下がる「骨粗しょう症」を発症しやすくなる**、というわけです。

また「骨軟化症」（お子さんの場合は「くる病」と呼びます）の発症リスクも高まります。骨軟化症は、栄養環境の悪い時代には珍しくない病気でしたが、現代でも一定数、患者さんが存在します。なかにはリウマチや、変形性関節症などと誤診され、誤った治療を受けている人もいると考えられています。

近年、ビタミンDにはさまざまな部位のがんに対する予防効果があることがわかってきました。それほど、ビタミンDは免疫との深い関係があるのです。

紫外線の浴びすぎに気を付けつつ、1日に1度は太陽に当たるようにしましょう。

鶏の胸肉と酢が、脳疲労をやわらげる

「脳の疲れがとれない」という声をよくいただきます。そんな人へのおすすめナンバーワン食材が「鶏肉」。それも「もも肉」などではなく、「胸肉」です。

胸肉はもも肉よりも、脂肪分が少ない。だから、推奨したいのです。

また**鶏の胸肉には、牛肉や豚肉よりも3～5倍の「イミダペプチド」（イミダゾールジペプチド）が含まれています。**このイミダペプチドという成分は、**筋肉の疲労を回復させたり、脳の記憶機能の低下を防いだりする**ことがわかっています。

鶏肉は、必須アミノ酸の「トリプトファン」が多い点も特徴です。

「トリプトファン」は、エネルギー源になったり、脳に運ばれると「セロトニン」（通称「幸せホルモン」）をつくったりしてくれます。セロトニンは、「メラトニン」

（睡眠ホルモン）に変わり、寝つきを良くする働きがあります。

鶏の胸肉の味付けには、自然塩はもちろん、「味噌」が好相性でしょう。また代表的な疲労回復食材である「酢」もおすすめです。その魅力は、次の通りです。

①**疲労回復効果**…酢に含まれるアミノ酸とクエン酸が、疲労回復を促す
②**血糖値の抑制効果**…食後、急激に上昇する血糖値を抑える効果が見込める
③**ダイエット効果**…酢に含まれる酢酸やクエン酸、アミノ酸がダイエット効果を発揮。また酢酸には脂肪の蓄積を抑える効果も期待できる
④**抗菌作用**…古くから細菌の繁殖を抑える効果があることが検証されている
⑤**整腸作用**…酢に含まれる酢酸が腸内の悪玉菌の増殖を抑えるとされている

たんぱく質が不足すると筋肉疲労が進みます。それに伴い、脳の疲労も増大します。とはいえ、鶏胸肉を毎日大量にとる必要はありません。「1日100g以上の摂取」を2週間続ければ、「脳の疲労が軽減した」と感じるはずです。

感謝の言葉が免疫を高め、若返りホルモンを増やす

スポーツ選手への試合後のヒーローインタビューなどを見ていると、必ずと言っていいほど「感謝」の言葉が聞かれます。

「おかげさまで勝てました！」「応援してくださった皆様、ありがとう」

超一流の選手には「謙虚で感謝を忘れない」という共通点が見られます。

「公の場でスピーチする際は、謝意を表明するのが昔からの定型なのだろう」もしかすると、そうとらえている人がいるかもしれません。しかし、実は科学的な根拠があるのです。

学術誌「Journal of Happiness Studies」に掲載された論文をご紹介しましょ

う。219人の被験者が3週間にわたり、3通の手紙を書きました。その結果から「感謝の手紙を書くことが、被験者の幸福度、人生の満足度の向上につながり、抑うつ症状を緩和した可能性がある」と報告されています。

また、アメリカ・ハートマス財団が行った研究では、「感謝の気持ち」が脳、心拍リズムなどと同期していることが判明しています。

不満などのネガティブな気持ちになると、心拍リズムが崩れ、乱れます。

しかし**感謝の念を抱くと、心拍数が安定し、「コヒーレンス」**（規則的で安定している心身の状態）**が生みだされます。**

さらに、**ホルモンバランスが改善したり、DHEA**（通称「若返りホルモン」）**の増加につながったり、「IgA抗体」**（病原菌から体を守る抗体）**が増えて免疫機能がアップしたりする**こともわかりました。

これらの事実を見るにつけ、「感謝の言葉を口にすることで、脳脊髄液も増加しているはず」と思わずにはいられません。なぜなら、ホルモンの分泌をつかさどっているのは、脳脊髄液だからです。

自宅でできる〝究極のウイルス対策〟とは？

新型コロナウイルス感染症やインフルエンザなど、さまざまなウイルスが流行するなか、重要なのは「ウイルスを体内に入れない対策」だけではなく、**「ウイルスが体内に入っても大丈夫なように免疫を上げる対策」**です。

やはり脳脊髄液に注目し、エナジーフローを整えることが有益です。その理由を、アメリカ生まれの治療法「オステオパシー」を根拠に説明してみましょう。

オステオパシーには1918年に世界的に始まった「スペインインフルエンザ」（スペイン風邪）のパンデミック時に効果を発揮した実績があります。感染者は全世界で約5億人、死者は5000万〜1億人（総死亡率は5％、肺炎併発で30〜60％）と推計されていますが、オステオパシーの手技療法を受けた患者さんの総死亡率は

0・25%、肺炎併発でも10%にとどまったのです。

ではオステオパシーの手技療法によって、体にどのようなメリットがもたらされたのでしょうか？

1つ目は、**リンパの循環の向上**です。ウイルスが健康な体内に侵入したとき、リンパ節内の免疫細胞がそれを攻撃して死滅させ、静脈へと運びだして排出してくれます。

2つ目は**呼吸をスムーズに整えること**です。呼吸がしっかりできているからこそ、血液や酸素がよく巡り、交感神経が不要に興奮せず、体温も理想的に保てるのです。

3つ目は**気道内の粘膜を正常に保つこと**です。ウイルスは、飛沫や接触などを介して粘膜に付きます。免疫が落ちていると粘膜が乾き、ウイルスが増えやすくなります。

ここまで読んでいただくと、次のように気付く方も多いのではないでしょうか。

「では、ミネラル水を飲んで脳脊髄液を増やしたり、この本に今まで書いてあったセルフケアを自宅で習慣化したりすればよいのでは？」

実は、その通り。特に免疫をアップしてくれるケアを、さらに3つご紹介します。

対策❶ クエン酸をとる

「クエン酸を飲んでいれば、病気になりづらい」と医者が隠したがるほど、クエン酸は体に有益です。そこで梅干しをおすすめします。梅干しには天然の抗酸化作用と強い塩基が含まれており、ウイルス対策にはもってこい。**梅干しと、少し多めの塩でにぎったおにぎり**は、手軽な「ウイルス対策ごはん」（おやつ）です。

対策❷ 筋膜活性化エクササイズ

筋肉を覆う「筋膜」は、筋肉を保護したり、老廃物や不用物を排出したりする役割を担っています。その機能を最大化するには、ミネラル水の常飲で神経伝達をスムーズにし、簡単な運動も習慣化して、代謝を落とさないようにしましょう。「片足立ち」（167ページ参照）を行うだけでも効果大。また、178ページでご紹介した「鎖骨の下こすり」（筋膜活性化エクササイズ）もおすすめです。

対策③ 入浴プラス「塩」「精油」「歌」

湯船にゆったりとつかることで、体内にある特殊な液晶ゲル状態の水を増やすことができます。免疫もアップできます。

塩を入れた状態の風呂に、「精油」を1～2滴入れるのもよいでしょう。**精油の香りをかぐと、香りの分子を嗅覚がキャッチし、大脳辺縁系や視床下部（自律神経系をつかさどる）に情報が伝わります。**その結果、体温、ホルモンの分泌、睡眠の質、免疫などのバランスが調節されるのです。

精油を選ぶとき、特におすすめは**ペパーミント**です。呼吸器系や消化器系の不調を整えられ、免疫も上がります。**ティートリー**（殺菌効果、抗炎症効果、抗ウイルス効果が期待できる）、**フランキンセンス**（去痰作用、鎮静作用がある）、**ラベンダー**（殺菌効果、消化促進効果などが見込める）も推奨できます。

湯船の中で歌うのも◎。大声を出すことで、呼吸も自然と大きく深くなり、縮んでいた横隔膜や肋骨がストレッチされ、酸素が全身に行き渡ります。

ミトコンドリアが活性化する「呼吸法」

「命さえ維持できていたら、呼吸なんて浅くてもよい」というわけではありません。

なぜなら、**深い呼吸を意識的に行うことで、横隔膜が動き、リンパの流れが改善され、体に柔軟性が戻るから**です。

それだけではありません。**細胞内の「ミトコンドリア」（糸粒体）を活性化させ、エナジーフローを整えることだってできる**のです。

そもそも「ミトコンドリア」の働きについてお話ししておきましょう。

私たちの体を構成しているほぼすべての細胞に、ミトコンドリアという細胞内小器官があり、常に活動をしています。ミトコンドリアでは、細胞内に取り込まれた有機物が無機物に分解されます。その途中で出るエネルギーを活用して「ATP」

（アデノシン三リン酸／細胞のエネルギーとなってくれる物質）を合成しています。

細胞内ではこのATPが、「合成されては使われて分解され、合成されては使われて分解され……」という活動が、非常に速いサイクルで繰り返されています。

常にフル稼働せざるをえないミトコンドリアにとって、酸素は不可欠です。酸素が多いと、ミトコンドリアはよりスムーズに機能することができます。

だから深い呼吸を行い、酸素を十分に取り込むことが重要なのです。

そこで、「理想的な呼吸法」をお伝えします。できればスマホのタイマー機能などで、秒数を計りながら行ってください。意外と疲れることに驚くはず。「免疫がアップしている証拠」ととらえて頑張ってください。

ハイエナジーになれる呼吸法の行い方

①ゆったりとした気持ちで15秒間、息を吸う
②15秒間、息を吐く
③①〜②の流れを1〜5分間、繰り返す

「肋骨体操《ろっこつ》」でリンパを巡らせる

リンパ液（リンパ）には、体内の老廃物などを回収して排出する役割があります。そうやってウイルスや病原菌などに抵抗してくれているのです。そのリンパが流れているのが「リンパ管」。血管と同じく、流れをスムーズに保つことが理想的です。

とはいえ、リンパの流れを改善するのはなかなか難しいこと。なぜなら、リンパの流れは血液の流れ（血流）とは、異なる経路だからです。

たとえば、運動によって心臓や筋肉を動かせば、血液の流れを良くする効果が見込めます。しかし、リンパの流れは血流とは「別物」。だから、別の手段でリンパの循環を良くするアプローチが必要なのです。

そこでおすすめしたいのが、**「肋骨体操」**です。

「肋骨体操」ではリンパの流れを考えるうえで、非常に大事な「横隔膜」に効率よく働きかけることができます。

海外のオステオパシー（手技によって自然治癒力を導き、健康を回復する治療法）の治療家は、修業時に**「困ったときには横隔膜を見なさい」**と指導されます。なぜなら横隔膜は、リンパの排液、呼吸器の働き、腰の動きに密接に関わっているから。

そもそも横隔膜とは、胸部と腹部を分ける膜です。薄い筋肉の層が、まるで布を織るように広がっています。

横隔膜で分けられた上部には、肺や心臓、下部には胃や腸があります。横隔膜そのものは筋肉でできているので、他の筋肉と同様、緊張したり、ゆるんだりします。体を健やかに保つためには、緊張と弛緩《しかん》をうまく繰り返すことが大切です。

ところが、姿勢が悪かったりすると、横隔膜がゆるみにくくなってくることがあります。すると、胸が詰まった感じを覚えるようになります。

そのような横隔膜の緊張を解くのが、この「肋骨体操」です。

横隔膜の筋肉のこわばりがゆるむと、筋肉に圧迫されていた周辺のリンパが開放され、流れが良くなります。リンパの排出も進みます（もちろん血管も開放されるので血流も改善、免疫機能も向上します）。

また、横隔膜は呼吸器や腰の動きにも密接に関わります。つまり横隔膜は、ほかの筋肉と同様「軽やかに動く状態」に保つことが理想的なのです。

では具体的に、どうすればいいのでしょうか？

「肋骨のきわに沿って、両手の親指以外の4本の指を当て、自重（自分の重み）をかける」という方法が有効です。「お腹に指を食い込ませること」に抵抗がある人も、自重をかけるというスタイルならスムーズに行えることでしょう。また、この肋骨体操を習慣化することで、横隔膜の可動域が広がり、腰痛が予防・改善され、腕が上がりやすくなるなど、いいことずくめです。

「肋骨体操」の行い方

◆前傾バージョン

①両手の親指以外の4本の指を、肋骨のきわに沿って当てる
②上体を前に少しずつ倒しながら、4本の指を肋骨のきわに押し込んでいく
③①〜②を1セットとして、10〜20セット行う

◆左右に倒すバージョン

①両手の親指以外の4本の指を、肋骨のきわに沿って当てる
②4本の指を肋骨のきわに押し当てたまま、上体を右側に10秒間倒す。左側にも10秒間倒す
③①〜②を1セットとして、10〜20セット行う

※「前傾バージョン」「左右に倒すバージョン」、いずれか気持ち良くできるほうだけを行ってもかまいません。
※座位でも立位でも行えますが、椅子に座って行うと自重をかけやすくなります。
※肋骨を左右に広げたり、もみほぐす必要はありません。

リンパを巡らす「肋骨体操」

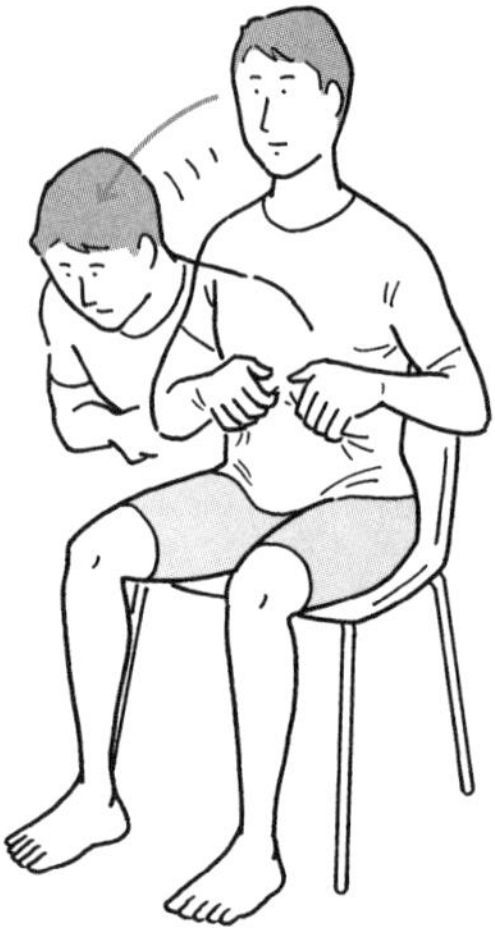

前傾バージョン

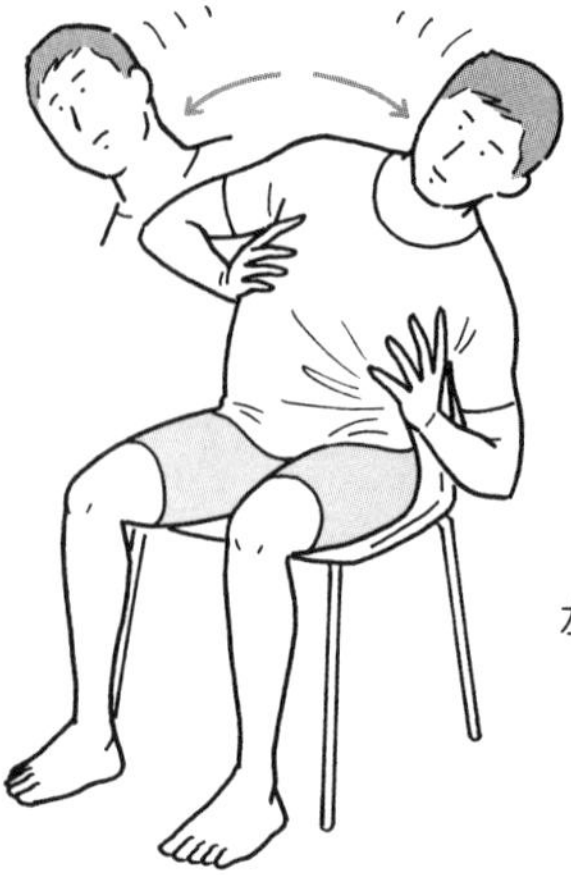

左右に倒すバージョン

最速で整うセルフケア、「指合わせ」のすごい威力！

エナジーフローの具合を「判定できる」と同時に、「整えられる」。そんな最強のケアをご紹介します。「隠れ脳梗塞」などの脳疾患を調べるため、またリハビリの手段としても実践されています。うまくできない場合、小脳や、そこに関係する神経伝達の問題が疑われます。指先には、脳につながる神経が多く通っているので、繰り返せば上達します。集中力も高まります。

「指合わせ」の行い方

①目を閉じて、両手を肩の高さにまで上げて、左右に大きく広げる
②人差し指だけをまっすぐに伸ばす

③広げた両手を内側にゆっくり戻しながら、胸の前でくっつける
④「くっついた」と思ったら目を開ける。5cm以上離れていたら、要注意
⑤うまくできるまで①〜④を繰り返す（成功した場合も繰り返してよい）

コンディションのチェックに最適な「指合わせ」

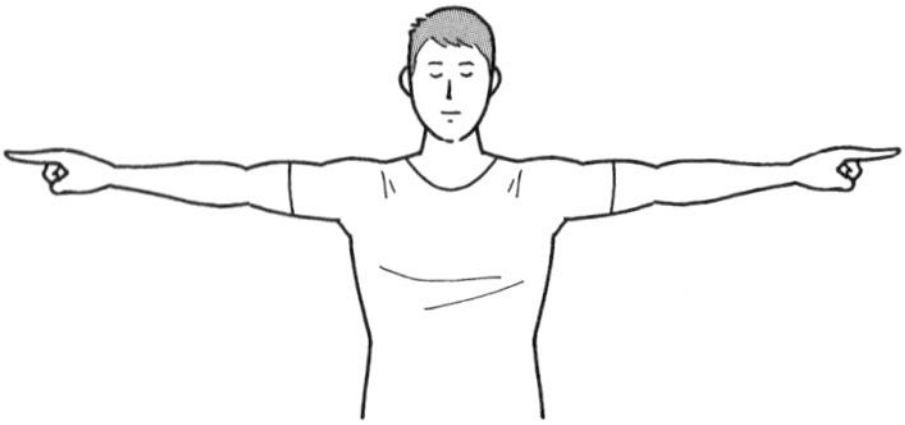

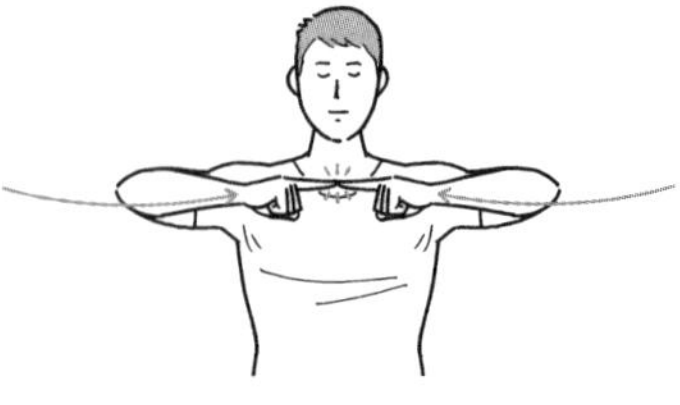

5cm以上離れていたら神経の
パフォーマンスが落ちている証拠

5章

タイプ別 セルフケアの方法

（症状編・職業編）

症状編

①骨盤のゆがみ

骨盤がゆがむと周辺の筋肉に負担がかかり、こり固まります。その結果、血流が悪くなったり、冷え性になったり、内臓が下がりやすくなったり、代謝が落ちたり、便秘が引き起こされたり……。また、骨盤と股関節は密接につながっているので、脚のラインが崩れ、O脚やX脚にもなりかねません。

とはいえ、老若男女を問わず、骨盤はゆがんでしまいがちです。

そして、体は骨盤のゆがみに敏感です。ゆがみに気付くとひとりでに矯正をし始めることがあります。たとえば「骨盤が右に傾いている」と察すると、骨盤が左に向くよう、全身の姿勢のバランスを崩し始めるのです。わかりやすく言うと、**私たちの体には「セルフ姿勢補正機能」が備わっている**のです。

ところが、それも善し悪しです。うまく補正ができることもあれば、全身のバランスが余計に乱れることもあります。だから、日々のセルフケアとして、骨盤のゆがみを意識的に解消できれば理想的です。

まず大前提として、日常の動作や姿勢は正しくしましょう。

脚は組まない、荷物をいつも同じ側で持たない、（交通機関を待っているときなど）片足だけに体重をかけすぎない、長時間同じ姿勢のままでいない。

女性の場合、ハイヒールを長時間履くことで、どうしても反り腰（骨盤が前傾する状態）になるので、要注意です（反り腰は腰痛の発症を招きかねません）。

そして、おすすめは「水と塩」、つまりミネラル水の常飲です。

骨盤にある筋肉、そしてそれを覆う筋膜が脱水すると、本来持っている機能を存分に発揮できず、結果的に硬くなってしまいます。すると、神経伝達にも問題が生じ、骨盤がどんどんゆがんでいくことになります。

しかしミネラル水をとることで、脱水症状を回避し、神経伝達も問題なく行われるようになり、骨盤のゆがみが改善、解消されるというわけです。

症状編

②肩コリ・五十肩

肩コリと五十肩は、発症のメカニズムが異なります。

まず肩コリとは、その名の通り「肩がこる状態」を言います。しかしそのおおもとをたどると、脳の神経にたどり着くことが多いのです。専門的な表現になりますが、首や肩の動きを支配する「副神経」になんらかのトラブルが起こり、肩の筋肉に「収縮せよ」という伝達がうまくいっていないケースが、多く見受けられます。

ですから、根本的に改善をしたい場合は、マッサージや整体などで「肩の周り」をもみほぐすのではなく、ミネラル水を飲むのがおすすめです。

神経伝達を正常化することで、肩の筋肉がうまく収縮するようになり、コリが改善、痛みも解消されるようになります。「水と塩で神経のトラブルを治し、ネットワークを再び開通させ、信号を高速で送れるようにする」というイメージです。

一方、五十肩とは正式には**「肩関節周囲炎」**と言い、肩関節の脱水が主な原因です。肩関節の脱水が起こり始めると、骨からカルシウムが取りだされ、それが血液中に運ばれていきます。そして筋肉にカルシウムが沈着するようになり、その結果筋肉が硬くなり、肩関節が動かなくなる。「肩が上がらない」状況に陥るわけです。

ですから、まずは肩関節の脱水を食い止める意味でも、ミネラル水の常飲が大事です(1日2ℓが上限)。また、痛みの強い炎症期を過ぎれば、簡単なストレッチも効果があります。

患者のUさん(60代男性)は、五十肩でした。「60代で五十肩やから、若くなった」とウィットに富んだ方でした。Uさんの場合も、整体で関節の可動域を少しずつ広げながら、ミネラル水の常飲と、湯船にゆったりとつかる入浴法を習慣化してもらいました。湯船に入ると血流の巡りも良くなり、代謝がアップ。老廃物や乳酸の排出も促されます。結果的に、約2か月でUさんの五十肩は解消しました。

症状編

③腰痛

「腰部の痛み」の総称、「腰痛」。その代表的なものとして「筋筋膜性腰痛」（腰周辺の筋肉疲労による痛み）、「ぎっくり腰」「椎間板《ついかんばん》ヘルニア」「腰部脊柱管狭窄症」などが挙げられます。

これらの発症原因を考えるうえで、避けて通れないパーツが「椎間板」です。腰痛に関係する椎間板は、腰回りの「腰椎」にある、骨と骨の間にあるクッションのような存在です。

そもそも腰椎とは、背骨＝「脊柱」の一部分（お尻の少し上）を指します。5個の「椎骨」という骨で構成されており、その骨と骨の間でクッション的な役割をしているのが椎間板です。椎間板も関節と同じく、水分が潤滑油として作用しています。水分を含むことで、体重を支え、筋肉の動きからくる緊張に耐えられるようにできています。

あるデータによると**「上半身の75%は、椎間板の核に保たれる水分で支えられ、25%は椎間板周囲の線維に支えられている」**のだとか。だから、腰痛全般において「水と塩」をとることは非常に有効なのです。

椎間板の水分不足が進むと、弾力を失い、線維が裂け、中からゲル状の組織（髄核）が漏れることがあります。それが神経を圧迫し、痛みやしびれが生じたりする現象が、あの悪名高い「椎間板ヘルニア」です。だから、水と塩は重要です。

また椎間板ヘルニアの改善を目指す場合、「昼寝をする」（横になる）習慣をおすすめします。なぜなら、横になることで「椎間板の水分の吸収率がアップする」とされるから。

職場によっては難しいかもしれませんが、事情を話してかけ合うと許可されることもあるようです。私自身も、パフォーマンスを上げるために、1日20分の昼寝を習慣化しています。

腰痛に効くスフィンクスのポーズ

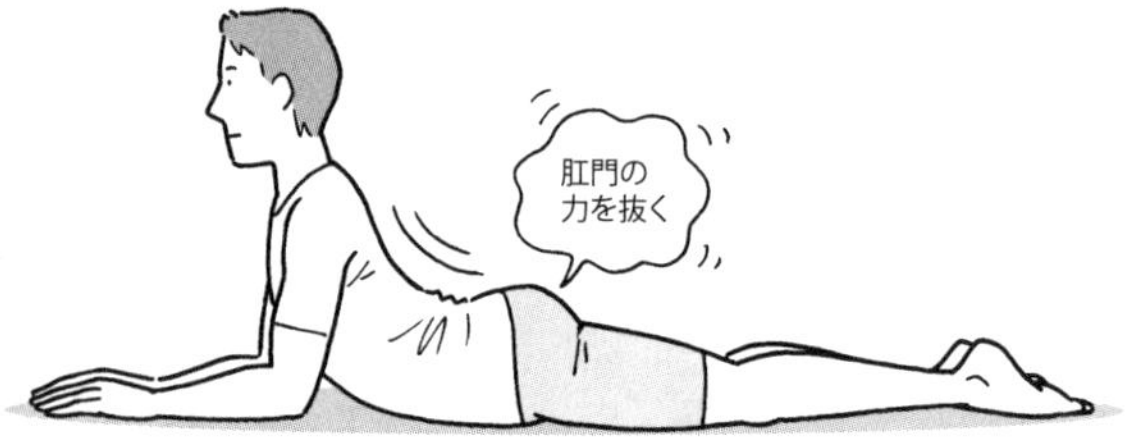

腰痛患者のFさん（40代女性）の事例をご紹介しましょう。

デスクワーク職についていたFさんは、水と塩（ミネラル水）を毎日とり、2週間足らずで全快されました。「スフィンクスのポーズ」を行っていたことも、症状改善につながったようです（うつぶせになり、ひじをついて上体を起こし、お尻の力を抜いて腰を反らすポーズ）。

症状編

④ひざ痛

ひざが痛いと、歩くことさえ億劫になります。私も25歳で座骨神経痛ヘルニアを発症した際、ひざにも痛みが出たので、その苦しみはよくわかります。

ここで、「えっ?」と思われた方がいるかもしれません。そうです、ひざ痛の原因は、ひざそのものではなく、腰の関節のずれや股関節、はては遠く離れた首の問題など、一見関係のない部位にあることが多いのです。

もちろん、神経伝達の問題も大きな一因。だから痛みのあるひざだけではなく、全身を見直すことが必要です。

よくある俗説の代表格は「ひざ痛は歩けば治る」というもの。そのせいでしょうか、「無理をしてでも、多少の痛みをこらえてでも、歩く!」という姿勢を貫き、症状を「こじらせてしまった」シニア世代の患者さんも珍しくありません。

声を大にして言いたいのですが、**ひざの問題は「歩きすぎ」「使いすぎ」で起きていることがほとんど。**そんな状態で、さらに歩いたとしても、ひざ関節の「痛み」や「変形」に拍車がかかるだけです。

そもそもひざ痛とは関節炎の一種。ですから、本当の原因は「水と塩」の不足であることが多いです。したがって、ミネラル水の常飲で関節に潤いを与えることが、王道の治療法となります。

また「ひざ痛の改善・解消」をうたう健康食品の広告もよく見かけます。その主成分は、たいていがコラーゲン、グルコサミン、コンドロイチン……。百歩譲って、これらの成分が有効だとしましょう。しかし、これらの有効成分が体内で機能するためには「水分子」の存在が必須です。だから、まずは水と塩なのです。

とはいえ、ひざ痛のみならず関節のトラブルを撃退するには、時間がかかります。なぜなら、問題を抱えたひざは「鉄骨がさびついた、ゆがんだ状態」だから。

1年以上の見通しで、水と塩をとって、根気強く正常化させていきましょう。

症状編

⑤首の痛み

首の痛みの原因には、姿勢の悪さが筆頭に挙げられます。中でも近年増えているのは、スマホ使用による首のトラブル、「スマホ首」（ストレートネック）でしょう。

本来、頸椎（首の骨）は、30～40度の湾曲があるのが正常です。ところが姿勢の崩れや頸椎の疲れなどにより、その湾曲がストレート（まっすぐ）になる状態を**「ストレートネック」**と言います。

ストレートネックになると、頭の重心が前に移動するため、頭を首の筋肉だけで支えなくてはなりません。すると筋肉が緊張し、首の痛みや肩コリなどが現れます。

深刻化すると、首の神経がダメージを負ったり、頭痛、手足のしびれ、めまいなどが引き起こされたりします。

また首の関節が後ろ下方にズレたことにより、ストレートネックになっている可能性もあります。その場合、首の神経がずれ、動脈や静脈の位置も変わり、脳脊髄液の循環が悪化、頭痛が発症することも。「たかがスマホ首」と軽く見ないでください。

首の関節のずれについては、整体やカイロプラクティック、オステオパシーなどの施術を受けることが肝心です。しかし軽症の場合、次の取り組みで改善できます。

- **うつむいた姿勢で、長時間連続でパソコンなどの作業をしないこと**（間に休憩やストレッチを挟む）
- **上半身を大きく前傾した姿勢で、スマホやタブレットの操作をしないこと**
- **就寝時の枕は、肩まで深くサポートできるものを選ぶこと**（枕の装着位置が浅いと、首に負担がかかるため）
- **ミネラル水を常飲すること**（首にも大事な神経が多く通っているため）

Eさん（50代女性）の事例を挙げておきましょう。Eさんはお腹の手術後、その傷口をかばう姿勢をとり続けたせいか首が動かなくなり、頭痛に悩まされていました。

しかし腹膜の筋膜リリースをゆっくりと慎重に行い、ミネラル水を常飲し続けてもらったところ、頭痛も首の痛みも解消。「以前より眠りやすくなった」そうです。

症状編

⑥頭痛

頭痛に悩まされている人は、多いもの。「仕事を優先させるため、やむなく市販の鎮痛剤（痛み止め薬、頭痛薬）に頼っている」という声もよく聞きます。

しかし、市販の鎮痛剤には「NSAIDs」（エヌセイズ）という成分が含まれており、体内の大切な酵素の働きが抑えられる可能性があります。また「NSAIDs」を長期服用すると、胃腸を傷めるリスクも高いと指摘されています。

できれば鎮痛剤のような対症療法には頼らず、頭痛を根本的に撃退しましょう。手早く取り入れられるのが、ミネラル水の常飲です。「脳脊髄液減少症」の患者さんでも「ミネラル水をとることで、頭痛が改善された」という報告が多くあります。

脳脊髄液が足りなくなると、そこに浮かんでいる脳の位置が下がり、脳と頭蓋骨

をつないでいる神経や血管が引っ張られて脳の機能が低下し、痛みが生じます。それが多くの「頭痛」の原因ですが、ミネラル水をとることで脳脊髄液が増え、脳の機能が正常化され、痛みが解消するというわけです。

また発生学の世界では**「水分不足による頭痛」**もあるというのが定説です。熱中症のメカニズムと同様、脱水が原因で頭痛が起こる、というわけです。私がサポートを担当しているプロボクシング選手も「脱水状態のときに、よく頭痛が起こる」と明かしてくれたことがあります。

また、頭痛の治療法として「コーヒー断ち」が有効とする説もあります。

コーヒー好きの患者さんに、常飲をやめてもらったところ「頭痛がパッタリとなくなった」という報告をよくいただきます。その理由は「カフェイン」でしょう。

カフェインには、血管を縮める（収縮）作用があります。頭痛の中には「血管の収縮」が原因で引き起こされるタイプもあるのですが、それについては「コーヒー断ち」で改善することがほとんどです。

コーヒーからノンカフェインの飲み物に、シフトをするのもいいかもしれません。

症状編

⑦足の痛み・しびれ

足の痛み（筋肉痛を含む）の主な原因として、**筋肉の使いすぎ**が考えられます。筋肉を使いすぎると、血流やリンパなどの循環がかえって悪くなります（筋肉は、「あまりに使わないこと」でも循環が悪くなりますが「使いすぎ」もよくありません）。

循環を促すために、ミネラル水をとり、排液をスムーズにするよう心がけたいものの。水と塩には、強力なデトックス効果が期待できるからです。

特に「筋肉痛」と水不足、塩不足には深い関係があります。

水不足により、血液の濃度が濃くなると、血液の状態がサラサラからドロドロへと変化し、血行が悪くなります。すると血栓ができやすくなったり、全身の隅々にまで栄養が行き渡らなくなったりします。また**痛みのもとである発痛物質が血管に**

とどまりやすくなり、痛みが残ることになります。

塩不足により、筋肉をゆるめる働きを担うカリウム（ミネラルの一種です）が足りず、筋肉が硬くなり、痛みとなります。

ですから、足の痛みを解消するには「ストレッチを〝痛気持ちいい〟程度で行いながら、ミネラル水を飲む」のが正解です。

クエン酸をプラスしてとるのも効果的です。私が小さいわが子を抱いて1日中歩きまわり、足がパンパンになったときのこと。コップ2杯の水（約500㎖）を飲み、塩をひとなめし、梅干し（クエン酸が豊富です）1個と、クエン酸（薬局やネット通販等で入手可）をとったところ、翌朝には全快していました。クエン酸は、調理から掃除まで、暮らしの中でさまざまなものに利用されています。

「足のしびれ」でお悩みの患者さんも多いもの。「しびれ」の原因は、脳の神経系の問題であることが大半です。

だからミネラル水の常飲や、「後頭部の下さわり」（163ページ参照）、「ワニ歩き」（170ページ参照）などで解消することが珍しくありません。

なかには次のようなケースもあります。

手足のしびれがひどく「脊柱管狭窄症」と診断されたのに、検査の結果は「どこも異常なし」。途方に暮れていた患者さんが、ミネラル水と後頭部に触れるセルフケアだけで、全快したのです。

症状編

⑧顔のゆがみ・痛み

顔に外傷などがあるわけでもないのに、顔がゆがんだり、痛んだりする場合。

顔の片側がひとりでにゆがむ「顔面けいれん」や、鼻や口の周りが痛む「三叉神経痛」などが考えられます。

いったいなぜ、そのような症状が起こるのかというと、神経に問題が起こっているからです。詳しくご説明しましょう。

そもそも人の顔には、表情筋をコントロールする「顔面神経」、知覚をつかさどる「三叉神経」があり、どちらも脳の「脳幹」につながっています。

神経の表面は「髄鞘《ずいしょう》」という薄いカバーで守られており、脳幹とのつなぎ目には1～2㎜幅のすき間があります。**脳神経の周りにある血管が、加齢などの理由に**

よって曲がり、髄鞘のない部分に接触して神経を圧迫した瞬間、その刺激によって神経に異常な興奮が起こります。それが「顔面けいれん」「三叉神経痛」などを引き起こす、というわけです。

顔面けいれんの場合、顔面神経が興奮して、表情筋がコントロールできなくなります。最初に症状が出るのは下のまぶたで、一定時間ごとに、ピクピクとします。

三叉神経痛の場合、ビリビリと電気が走ったような痛みが特徴です。神経性の痛みの中では、最も強いと言われ、食事、会話、歯磨き、洗顔などをきっかけに、「数秒間の痛みがきてはおさまり、また痛む」というサイクルを繰り返します。

このように、顔面に起こるゆがみや痛みは、れっきとした病気で、適切な治療が必要となります。その背後に脳内出血や脳梗塞といった大病がひそんでいる可能性もゼロではありませんので、変化に気付いたら、放置しないようにしましょう。

ミネラル水を常飲することで、これらのトラブルがおさまることもあります。水と塩は、脳脊髄液を増やして巡らせ、神経伝達をスムーズにしてくれるからです。病院（脳神経外科等）を受診するまでの間、ミネラル水を飲んでみてください。

職業編

①立ち仕事

（対象…接客業やサービス業に従事する人など）

立ち仕事では、ふくらはぎ、太もものハリを感じやすいはずです（私も20代前半に、牛丼屋の深夜のアルバイトで経験しました）。3つのセルフケアをご紹介します。

1つ目は**ストレッチ**。たとえば、太もものストレッチを推奨します。太ももの裏側の筋肉と、太ももの前側の筋肉を適度にほぐせば、全身の血流の改善や疲労物質の排出が促され、疲労を軽減することができます。とはいえ、ストレッチは「軽い抵抗運動を加えること」「1回で3分以上は行わないこと」が鉄則です。

2つ目は、**黒砂糖をとる**こと。筋肉疲労を軽減してくれるので、キャンディーのようになめてください。「上白糖」などの純度の高い精製糖は、ミネラルがほぼ失われています。一方、黒砂糖は純度が低く、ミネラルが残っているため、多くの健康&美容効果が期待できます。**豊富な鉄分が疲労回復を促し、ビタミンが免疫力を上げてくれます。**GI値が低い（血糖値の上昇がゆるやかな）点も、メリットです。

ほかの黒っぽく見える砂糖（てんさい糖、きび砂糖）ではなく、サトウキビのしぼり汁を煮詰めた「黒砂糖」を選びましょう。ミネラル含有量がピカ一です。

3つ目は仕事の後の入浴時に、**塩（自然塩）を入れた湯船につかる**こと。一般的な家庭用バスタブ（200ℓ）の場合、**50～70g程度（軽く1つかみ）**の塩を入れます。末梢の血管まで血流が良くなり、発汗量もアップ。疲労回復や風邪予防などの効果が見込めます。精油を入れると、香りによるリラックス効果も。

ただし湯上がり後は、塩分をシャワーで洗い流しましょう（皮膚科などに通院中の方は、事前に主治医に相談を）。湯船の外で、ふくらはぎを塩でもむのもおすすめです。肌に負担をかけないよう、細かい塩で軽くマッサージしてください。

職業編 ②力仕事

（対象…介護職、建設業界で働く人など）

力仕事についている方の特徴は、筋肉の使い方に偏りがあること。

筋肉には、「アウターマッスル」（表面上の筋肉）と「インナーマッスル」（体の奥深くにある筋肉）の2種類がありますが、どうしても**「アウターマッスル」を使いすぎてしまう**のです。それは筋肉トレーニングをやりすぎる状態（オーバーワーク）になっている、と形容してもよいくらいです。

筋トレ愛好者の方なら、すんなり理解いただけると思いますが……。

「オーバーワーク」は、ちょうどいい程度を超えて筋肉に負荷をかけすぎてしまうので、筋線維を損傷するリスクが高まります。当然、関節など筋肉以外のパーツにも悪影響が及びます。さらに、オーバーワークの状態が続くと、慢性的な疲労状態（オーバートレーニング症候群）に陥りかねません。

そうなると、非常に皮肉な話ですが、筋力が落ちてしまうことすらあるのです。とはいえ、これは多くの人に当てはまる傾向でもあります。私も、わが子の運動会の「綱引き」に保護者として参加したあと、恥ずかしながら腕がパンパンに張ってしまったことがあります。人の体は「力ワザで勝負しよう」としたとき、アウターマッスルに偏った負荷がかかりやすいような仕組みになっているのです。このような**2種類の筋肉のアンバランス（不均衡）が、肩コリや手足の腫れの一因**です。

ではいったいどうすればいいのかというと、答えは簡単で「アウターマッスルを休ませる方向」のワークを日常に取り入れればいいのです。

前項でご紹介した「太ももの裏&前を伸ばす」などのストレッチを行ってみてください。どのようなストレッチでもいいのですが、「短時間で切り上げること」「ゆっくり動かすこと」が大事です。つまり、力仕事についている人が、ダンベルやトレーニングマシンを使ってウエイトトレーニングを行うなど、必要以上にアウターマッスルを鍛える必要はありません。

職業編

③運転する仕事

（対象…パイロット、運転手など）

長時間、車や電車などの乗り物を運転する人は、窮屈な座席で長時間同じ姿勢をとり続けることになります。そうすると血流が悪化し、血栓（血のかたまり）がつくられやすくなります。小さな血栓ができたとき、それが肺の静脈を詰まらせると「肺梗塞症」という症状が引き起こされます。

これがいわゆる**「エコノミークラス症候群」**（旅行者血栓症）。呼吸困難やショックを起こし、ときには亡くなることもある病気として知られています。ですから、着座中も可能な限り足を動かしたり、ミネラル水をとったりすることが重要です。

また、そこまで深刻な症状が出なくても、座りっぱなしでいると……。

静脈が心臓に戻りにくく、リンパ液も、排泄されにくくなります。

体内のポンプ作用がほとんどなくなるため老廃物が滞り、問題が起こりやすくなります。たとえば、「むくみ」もその1つ。むくみとは、細胞の間にある水分が、あるべきところに戻れないため、起こる現象です。また疲労物質も排出されにくくなるわけですから、コリやだるさなども生じます。推奨したいのは**「腰ひねり」のストレッチ**。繰り返すうちに、可動域が広がりひねりやすくなります。

「腰ひねり」の行い方

①椅子に座って、両足を、肩幅より少し広く開く
②右側に体をひねったまま、腰を左側に5秒間ひねる（近くに椅子などを置き、両腕で支えてもよい。上半身と下半身が拮抗するように行うことで、腰や背中、お腹の「抵抗的なストレッチ」になる。筋力もアップ！）
③①〜②を、左右を変えて行う

腰とは、上半身と下半身のつなぎ目。そこに「腰ひねり」で刺激を与えると、上

半身のコリ解消、下半身の巡り改善など、多くの効果を期待できます。特に座りっぱなしの人に多いお尻周りのトラブル、「痔」を遠ざける効用も見込めます。

エコノミークラス症候群を防ぐ「腰ひねり」

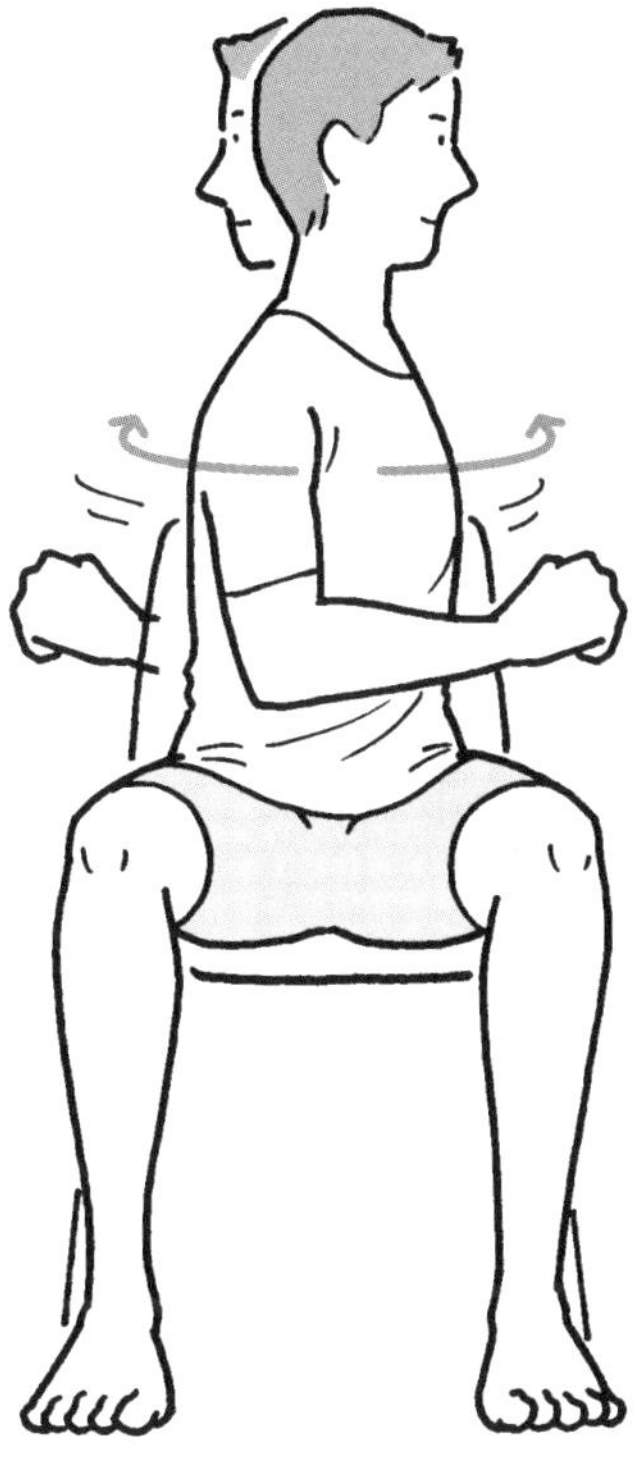

職業編

④昼夜逆転型の仕事

（対象…医療従事者、警備員、警察官、その他夜勤シフトで働く人など）

体内時計に不調はないのに、「交代勤務」のために睡眠の時間帯を人為的にずらしていると、不眠や頭痛、倦怠感などの症状が現れることがあります。「仕事上、睡眠の時間帯を思い通りにはできない」という場合、眠れる時間帯にしっかり眠ることが重要です。もしその時間が短いなら、睡眠の質を高める工夫が必要です。

私の患者さんの中にも「3交代制などの勤務体系で働いており、睡眠のサイクルが不規則になっている」という方は珍しくありません。症状としては「イライラする」など精神的な問題が多い印象です。しかし、ミネラル水を常飲することで免疫が上がり、エナジーフローも整い、心の問題のほとんどは改善していきます。

また、**睡眠環境を整えることも有効**です。どのような時間帯であれ、すぐに入眠し、熟睡できるように「真っ暗」にするのです。そのため、カーテンは厚手のものや遮光性の高いものにする。パソコンなどの電子機器は、電源を消す……。さらに、外界からの音もなるべく聞こえないように見直してもらうのです（同居人の協力を仰いだり、耳栓を活用したりすることも大事です）。

もちろん、スマホは寝室から遠ざけてもらいます。

そして**「眠る前には、お酒を飲まない」**というルールも守ってもらいます。

「早く寝付かなければ時間がもったいない」という強迫観念があるせいか、「アルコールを1杯飲む」という人が意外と多いのです。アルコールを飲んだ直後は、確かに眠くなるものですが、睡眠の質は確実に下がります。また睡眠中も肝臓が働き続けることになり、体全体で見ると「休息」も「排泄」もうまくいかなくなります。

そのため寝覚めは「しんどい」「だるい」「気持ち悪い」。せっかくの睡眠時間を活かしきれないことになります。

眠る前には、ミネラル水もしくは白湯と、塩をとることを強くおすすめします。

職業編

⑤デスクワーク
（対象…デスクワーカー）

デスクワーカーの方に「基本のケア」としておすすめしたいのは次の3つです。

①**「片足立ち」**……前頭葉や小脳の活性化を促すことができます（167ページ）。
②**「舌回し」**……舌を回すことで「大脳皮質」の萎縮を防ぐ効果が期待できます。
③**「腰ひねり」**……リンパの排出を促し、だるさや疲れを防げます（237ページ）。

ストレスを撃退し、落ち着くために一役買ってくれるのは、次の2つです。

①**「瞑想」**……椅子に腰かけ、数分間目を閉じ、腹式呼吸をゆっくり繰り返すだけでも心は落ち着きます。怒りなどの激情に流されない「アンガーマネジメント」としても有効ですし、「ゾーンに入りたい」（集中したい）ときに行うのも効果的。

②**「百会《ひゃくえ》を押す」**……頭のてっぺんに指を置き、ゆっくり呼吸すると、イヤなことを忘れたり、ネガティブな気持ちを立て直したりできます。場所は「百会」と呼ばれるツボとほぼ同じポイント（両耳から頭頂部へのラインと、顔を左右に分けたときの中心線が交差する箇所）。圧をかけすぎることは禁物、軽いタッチで十分です。

ヤル気を出したいときに味方になってくれるのは、次の2つです。

①**「四股《しこ》踏み」**……四股を踏む（腰を落とす）と、両足の内転筋（太ももの内側）が鍛えられ、体幹が整い、気持ちまで落ち着きます。また、内転筋と密に関係している「骨盤底筋群」にも刺激を与えることができます。発生学的に言うと骨盤底筋群は、脳と相関関係にあるので、脳の活性化も見込めます。

②**「ポジティブ声がけ」**……「励ましの言葉や肯定的な文言」を繰り返し口に出し、それを耳で聞くことで、脳に「良い意味での刷り込み」ができます（通常感じていない「潜在意識」に願望を刻み込むことで、行動が根本的に変わり始め、目標実現に自動的に近づきます）。「有言実行」で、成功率をアップさせましょう！

職業編

⑥声を使う仕事

（対象…教育・保育業界で働く人、歌手、その他人前に出る仕事の人など）

推奨したいケアの1つ目は**マッサージ**です。のどの働きを正常に保ちます。

「のどの周りのリンパを流すマッサージ」の行い方

鎖骨の上からのどのくぼみに向かい、両手の甲を何度もすべらせ、ソフトな刺激を与える。羽でくすぐるイメージ（1セット約20回を1日1回行う）

2つ目は、体操です。「肋骨体操」（206ページ参照）でリンパの排液を促し、横隔膜の緊張を解きましょう。次の「肩回し体操」もおすすめ。横隔膜や肋骨の位置があるべきところに戻り、声を出しやすくなります。座った姿勢でも行えます。

「肩回し体操」の行い方

①両腕を前に突き出すように曲げ、指先を肩に置く

②両ひじで、前方にそれぞれの円を描くように、肩甲骨から腕を大きく動かす。反対回しも同様に行う（左右10回ずつを1セットとして、3セット繰り返す）

3つ目は、**「塩水うがい」**です。200㎖に1つまみの塩でうがいをしましょう。強力な殺菌効果が期待できます。また洗浄によって、よい声が出やすくなります。

発生学的な視点から言うと「のど」「耳」「鼻」はつながっています。「耳鼻咽喉科」という名称が示す通り、これらはひとまとまりのグループ。そして、背骨から出ている「交感神経」に一括して統括されています。だから、**背骨に問題があって神経伝達がうまくいかないと、のど、耳、鼻の調子が一緒に悪くなることも。**

たとえば体内で水不足が起こると、アレルギー反応が大きくなり、のどの痛みや鼻水などの症状が起こりがちです（鼻水が多く出ると「体内の水分が多すぎる」と誤解

する人が多いのですが、そうではありません）。

だから、ミネラル水の常飲も忘れないでください。

のど、耳、鼻と背骨の交感神経の関係については、カイロプラクティックの創始者、D.D.パーマーの逸話が有名です。

パーマーが「17年前に、腰を前屈みにした際に背中で音が鳴り、それ以来聴力をほぼ失った」という男性の脊椎を診察したとき、こぶのように突出した部分を矯正した直後、男性の難聴が完治したと言われています。

職業編

⑦お酒を飲まざるをえない仕事

（対象…接待を伴う飲食業の従事者など）

お酒を飲んだとき、アルコールは胃で約2割、小腸で約8割吸収され、血液に溶け込んで肝臓に運ばれます。とはいえ肝臓でのアルコールの分解は、すぐには進みません。摂取したアルコールの大部分は心臓や脳、全身にも運ばれます。アルコールが脳に運ばれると、脳がマヒした状態となります。これが「酔う」ということです。

もちろん神経の動きも鈍ります。だから酩酊すると「だから、俺はさぁ」と話しているつもりなのに、「らから、ろれはさぁ」という発語になってしまうのです。

では、飲酒後の動悸や吐き気、頭痛などは、なぜ引き起こされるのでしょうか？

犯人は、アルコールが肝臓の働きによって分解されてできた**「アセトアルデヒ**

ド」です。このアセトアルデヒドのさらなる分解を後押ししてくれるのが、カルシウム。だから、カルシウムを補給しておくことが大事です。もし体内にカルシウムが足りない場合は、骨からカルシウムが奪われてしまいます。

したがって、お酒を飲む前後（特に前）に、「水と塩」をとっておくことはおすすめです。良質の自然塩にはカルシウムも含まれているからです。

また飲酒後には、アルコールの利尿作用で大量の尿が出ます。排尿によって、摂取したアルコールが出ていくのは、ある意味良いこと。ですが、同時に水も塩も失われます。おまけにビタミンCなどの栄養も出ていきます。

そういった意味でも、やはり水と塩の補給が大事です。それだけで、アルコールの抜けがスムーズになり、二日酔いを避け、栄養補給まで叶います。

では、いったいどれくらいの水と塩を摂取すればいいのでしょうか？

通常のミネラル水よりも、塩分を高めにします。コップ3杯の水と塩2つまみをとり、アセトアルデヒドを素早く解毒しましょう。これをすることで、つい食べたくなる「シメのラーメン」を自然に控えやすくなります。

そもそもシメのラーメンに手が伸びる理由は、**飲酒によって水分とミネラルが失われたことを察知した体が、新たに「水と塩」を欲しがるから。**

そのため、水と塩を事前にとっておけば、食指が動きにくくなるのです。

職業編

⑧食べざるをえない仕事

（対象…接待が多いビジネスパーソンなど）

接待や会食など、ご馳走を食べる予定を変えられないなら、それ以外の食事の量を減らす。そして1日の食事量をトータルでとらえ、うまく調節することです。

推奨したいのは**「多く食べた翌日は絶食する、ただしミネラル水はとる」**こと。

たとえば、金曜日の夜12時まで、宴席でたらふく食べてしまったら、そこから16時間は「プチ断食」。土曜日の夕方4時までは「水と塩」で過ごすのです。水さえ補給していれば、食事を毎日3度、規則正しくとる必要はありません。その期間は、諸説ありますが「約3日間は大丈夫」とされています。

ですから、16時間のプチ断食を行っても、問題はありません。その16時間は「飢えの時間」ではなく、体にとっては「休息」「浄化」「排泄」の期間となります。

よく指摘されることですが、絶食によって腸はその働きを休め、その後により活性化できます。もし、食べすぎた後に下痢の症状がある場合は、絶食を一層おすすめします（ただし「ミネラル水」は通常通りにとってください）。

また「多く食べる日」の店やメニューを、あなた自身が決められるなら、こだわって選びたいものです。

焼肉より、焼き鳥（鶏肉は、筋肉疲労の回復や、脳の記憶機能をアップさせる「イミダペプチド」を、牛肉や豚肉より3～5倍多く含むから。また、エネルギー源、セロトニンをつくるもととなる「トリプトファン」も多く含有しているため）。

中国医学に基づき、食材や生薬《しょうやく》（漢方薬の原料）を組み合わせた料理、**「薬膳《やくぜん》」**。

脂っこいメニューが比較的少なく、消化の負担がかかりにくい**「和食」**（鮨《すし》や刺身の脂は、健康的な脂なので許容範囲。特に鮨の薬味のガリは消化を強力に促してくれるため、酒の肴としても優秀）。

NGメニューは、料理の種類にかかわらず「揚げ物」系。なぜなら、カロリー過多になり、油や小麦粉（衣の原料）の摂取過多にもつながるからです。

おわりに

私が開業する前に、とある整骨院で働いていたときのことです。

経営者から「患者さんをちゃんと治してどうする？　牽引《けんいん》や、電気治療のために、毎日通ってもらうのが我々の目的だろう？」と言われたことがあります。

「治療家であれば、苦しむ患者さんを根治に導き、癒すことが〝仕事〟のはず」そんな思いが原動力となり、私はそこを辞して、独立するに至りました。もちろん今も、その思いは変わっていません。

治療家の役割とは、患者さんから自然治癒力を引きだし、エナジーフローを整えるお手伝いをして、自動的に免疫アップを叶えることです。

そもそも、どんな人の体にも**「ちょうどいい状態に戻る」という恒常性（ホメオスタシス）が備わっています。そのスイッチを押すのが治療家の本当の役目**なのです。

「治療する」という言葉はありますが、「治す」「治る」のは、患者さん自身の役割。だから、患者さんも自分自身の心身についてよく知り、愛《いつく》しみ、ほんの少しでもいいので手をかけてほしいと願っています。

私が最もお伝えしたいのは、発生学的に見ると人間の体が「水」で構成されているということ。「塩」（ミネラル）が、水の働きを助けるために必須だということ。そして、体内の水の加減がほんの少し変わるだけで、体調が良くも悪くも左右されてしまうということ……。だから、「症状」だけに惑わされず、全身のバランスをとりながら、理想のエナジーフローを目指していただきたいと思います。

本書を手にとってくださった皆様が、自分史上最高のパフォーマンスを日々発揮されるようになったとしたら、著者としてそれ以上の喜びはありません。

最後になりましたが、一般社団法人日本統合手技協会の理事、癒楽心体療法の受講生、整体院ボディーケア松本スタッフ、そして私に出会い、導いてくださったすべての皆様と家族に、この場を借りて御礼を申し上げます。

松本恒平

本書は、飛鳥新社より刊行された『ハイパフォーマンスな人が実践する究極の免疫セルフケア』を、文庫収録にあたり改題したものです。

松本恒平（まつもと・こうへい）
治療家、柔道整復師、整体師、カイロプラクター、オステオパスD.C.。1980年島根県生まれ。京都産業大学外国語学部卒業。大学在学中にお笑い芸人を志して、吉本興業NSC25期生として5年間在籍。同期生は、ジャルジャル、銀シャリなど。しかし、舞台と過労のため椎間板ヘルニアを患い歩けなくなり、整体で改善したことで自らも治療家の道に入り、整体院ボディーケア松本を開院。独自の手法である、整体・癒楽心体療法を開発、セルフケアのアプローチが評判になる。特に、血液、リンパ液に次ぐ「第3の体液」と呼ばれる脳脊髄液に注目、免疫を高めるメソッドとして確立し、さまざまな体の不調に対し大きな治療効果を上げている。プロスポーツ選手、芸能人など、多数の著名人クライアントからの信頼も厚い。元関西医療大学準研究員、一般社団法人日本統合手技協会代表理事。

清水智之（しみず・ともゆき）
あいばクリニック院長、医療法人あいばクリニック理事長。奈良県立医科大学医学部卒業。日本耳鼻咽喉科学会専門医。

知的生きかた文庫

「水《みず》と塩《しお》」でできる
究極《きゅうきょく》の免疫《めんえき》セルフケア

著　者　松本恒平《まつもとこうへい》
監修者　清水智之《しみずともゆき》
発行者　押鐘太陽
発行所　株式会社三笠書房
〒一〇二-〇〇七二　東京都千代田区飯田橋三-三-一
電話〇三-五二二六-五七三四〈営業部〉
〇三-五二二六-五七三一〈編集部〉
https://www.mikasashobo.co.jp
印刷　誠宏印刷
製本　若林製本工場

ISBN978-4-8379-8867-0 C0130